RECHERCHES

SUR LA

TOXICITÉ URINAIRE

DANS LES MALADIES DU FOIE

PAR

LE Dr H. SURMONT

Chef de clinique médicale de la Faculté de Lille.

PARIS

ASSELIN ET HOUZEAU

LIBRAIRES DE LA FACULTÉ DE MÉDECINE,

Place de l'Ecole-de-Médecine.

—

1892

RECHERCHES

TOXICITÉ URINAIRE

DANS LES MALADIES DU FOIE

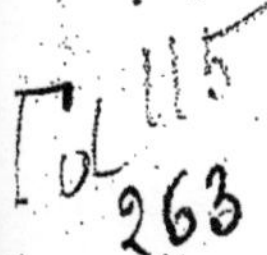

RECHERCHES

SUR LA

TOXICITÉ URINAIRE

DANS LES MALADIES DU FOIE

PAR

LE Dr H. SURMONT

Chef de clinique médicale de la Faculté de Lille.

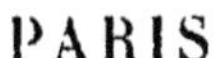

PARIS

ASSELIN ET HOUZEAU

LIBRAIRES DE LA FACULTÉ DE MÉDECINE,

Place de l'Ecole-de-Médecine.

1892

RECHERCHES

SUR LA

TOXICITÉ URINAIRE

DANS LES MALADIES DU FOIE

Parmi les idées nouvelles, que le travail scientifique des dernières années a suscitées si nombreuses en médecine, une des plus considérables et des plus fécondes, tant au point de vue de la théorie qu'au point de vue des conséquences pratiques, est, de l'aveu de tous, la notion aujourd'hui acceptée et établie sur des bases inébranlables de l'existence de l'auto-intoxication, dans les divers processus pathologiques. C'est à M. le professeur Bouchard que l'on doit l'introduction dans la pathogénie de ce facteur, dont le rôle paraît de plus en plus considérable, à mesure que l'on se met à l'étudier mieux ; son cours de 1885 a été le point de départ de tous les travaux faits depuis sur cette importante question.

« A l'état normal comme à l'état pathologique, l'organisme est un réceptable de poisons » (Bouchard), il doit absolument s'en débarrasser sous peine des plus graves accidents. Introduits avec les aliments, apportés par les sécrétions et les ferments digestifs normaux, produits par les bactéries qui pullulent dans le canal alimentaire, résidus de la désassimilation des cellules normales de l'organisme, ces poisons, aussi divers dans leur nature que dans leur origine, ont des voies d'élimination multiples, et sont expulsés les uns par l'intestin, les autres soit par la peau, soit par le poumon, d'autres enfin par le rein. Ce dernier émonctoire est de tous le plus important, et les variations des matières toxiques sorties par cette voie peuvent servir à établir le bilan de l'élimination des substances toxiques. Ni l'intestin, ni la peau, ni le poumon ne peuvent suppléer le rein quand son rôle éliminateur est supprimé.

L'étude expérimentale de la toxicité de l'*urine en nature* est toute contemporaine. Après un essai infructueux de Muron (1872), l'existence de la toxicité urinaire fut démontrée par MM. Feltz et Ritter (1881) au moyen d'injections intraveineuses au chien. Dès l'année suivante, M. Bouchard reprit cette étude ; depuis lors, la question est devenue sienne par l'examen approfondi qu'il en a fait, les déductions théoriques et pratiques qu'il en a tirées, et les horizons nouveaux qu'il a ouverts, de ce fait, à la pathogénie et à la thérapeutique.

M. Bouchard a fait choix du lapin comme animal d'expérience. Il appelle *urotoxie*, l'unité de toxicité, c'est-à-dire la quantité de poison nécessaire pour tuer un kilogramme d'animal. Le *coefficient urotoxique* est la quantité d'urotoxies fabriquée en vingt-quatre heures par un kilogramme d'homme ; c'est là, le facteur important à déterminer dans toute recherche expérimentale sérieuse : il est égal en moyenne à 0.464, c'est-à-dire, qu'en vingt-quatre heures, chaque kilogramme d'homme adulte bien portant, excrète par la voie urinaire de quoi tuer 464 grammes d'animal (c'est toujours le lapin qui doit être mis en expérience).

Les variations de la toxicité urinaire sous *diverses influences physiologiques* ont été mises en lumière par M. Bouchard et ses élèves. L'homme élabore pendant le sommeil deux à quatre fois moins de poison que pendant la veille (Bouchard). Le poison de la veille est à prédominance narcotique, celui du sommeil à prédominance convulsivante (Bouchard). L'exercice musculaire au grand air diminue la toxicité urinaire (Bouchard), ainsi que l'air comprimé, l'antisepsie intestinale (Bouchard), le régime lacté (Charrin et Roger), la grossesse (Blanc). l'extrême vieillesse (Barral). La toxicité urinaire est au contraire augmentée par le travail cérébral (Bouchard), par une alimentation riche en potasse (Charrin et Roger), le travail de l'accouchement (Blanc), pendant le jeune âge (Barral). MM. Mairet et Bosc ont dernièrement bien étudié la toxicité urinaire normale.

A *l'état pathologique*, la toxicité urinaire subit des variations très considérables, dont l'importance à été établie depuis longtemps par M. le professeur Bouchard. L'étude de ces variations a un intérêt tout particulier dans les maladies du foie. On sait, en effet, quel rôle essentiel joue cet organe dans la destruction des poisons, et les recherches récentes de G.-H. Roger ont donné de ce fait, une démonstration complète. Aucun travail d'ensemble sur la toxicité urinaire dans les maladies du foie n'a été tenté jusqu'ici ; nous l'avons entrepris sur le conseil de notre excellent maître, M. le professeur agrégé Gilbert ; c'est dans son laboratoire et sous sa direction qu'il a été exécuté, en partie avec des matériaux fournis par les malades de son service (Pitié, 1891). Nous sommes heureux de saisir l'occasion qui nous est offerte de le remercier de son précieux enseignement et de sa constante bienveillance.

Notre travail repose sur un nombre considérable d'expériences (cent), dans lesquelles nous avons suivi avec une rigueur absolue le procédé recommandé par M. le professeur Bouchard. L'animal pesé avec soin est fixé sur la planchette au moment même d'être mis en expérience, afin d'éviter la dépression morale et le refroidissement consécutifs à l'immobilisation prolongée. On injecte dans la veine auriculaire postérieure l'urine filtrée avec soin, à la température du laboratoire. L'injection est poussée avec une vitesse constante d'un centimètre cube, toutes les dix secondes. On note les phénomènes réactionnels accusés par l'animal ; sitôt après la mort, on prend la température, et on ouvre le thorax pour juger du moment où s'arrrête le cœur.

CIRRHOSE ALCOOLIQUE ATROPHIQUE

Nous commencerons par l'étude de la toxicité urinaire dans la cirrhose de Laennec. Notre première observation a trait à un malade du service de M. Hanot. Nous sommes heureux de remercier ce maître de la libéralité avec laquelle il nous a si largement ouvert les portes de son beau service de Saint-Antoine, et de l'empressement qu'il a mis à faciliter nos recherches.

Obs. I (résumée). *Cirrhose alcoolique atrophique.*

Del... (Louis) 51 ans, peintre en bâtiments, entre le 24 juillet 1891, à Saint-Antoine, salle Magendie, n° 40, service de M. Hanot.

Rien d'intéressant à relever dans ses antécédents héréditaires. Lui-même n'accuse ni strume, ni maladies infectieuses dans l'enfance. Il était seulement sujet alors à de fréquentes épistaxis.

A 20 ans il commence le métier de peintre en bâtiments, qu'il a toujours continué depuis, sans jamais avoir souffert de coliques saturnines.

A 36 ans, légère fluxion de poitrine.

A 47 ans, phlébite de la jambe gauche.

Ni syphilitique, ni paludéen, le malade avoue de vieilles habitudes alcooliques (deux litres de vin et liqueurs tous les jours). Il a un léger tremblement des mains, quelques crampes dans les jambes, mais pas de cauchemars la nuit, pas de pituites le matin.

Depuis cinq à six mois, diarrhée continue avec amaigrissement très marqué, appétit capricieux, mais sans dégoût marqué pour la viande ou les graisses, digestions assez bonnes ; depuis la même époque aussi, vives démangeaisons, surtout sur l'abdomen.

Il y a deux mois que le sujet s'est aperçu d'un gonflement progressif du ventre ayant gagné le scrotum et les cuisses depuis quelques jours.

Le travail est devenu impossible et le sujet entre à l'hôpital.

Etat actuel. — Malade de taille moyenne présentant aux mains des nodosités d'Heberden.

Amaigrissement extrême de la face, des bras et de la poitrine.

Les membres inférieurs et le scrotum sont le siège d'un œdème mou et blanc, il y a un léger œdème de la paroi abdominale, une circulation collatérale très prononcée, et surtout une ascite considérable qui cause de la dyspnée, déplace le cœur (pointe dans le 3e espace) et empêche de juger du volume exact du foie.

Rate hypertrophiée.

Urines légèrement albumineuses et urobiliques.

Le 27 juin. On pratique une ponction qui donne issue à 8 litres demi de liquide.

Le soir, le malade absorbe 200 gr. do sirop de sucre dont on ne retrouve pas traces dans l'urine.

9 juillet. 2e Ponction, issue de 7.300 gr. de liquide.

La quantité d'urine émise en vingt-quatre heures est soigneusement notée, elle varie de 700 gr. à 1.000 gr. selon les jours, la quantité d'urée oscille entre 7 et 13 gr. en vingt-quatre heures.

Le 26. Le malade absorbe 200 gr. de sucre, on n'en retrouve pas traces dans l'urine.

8 Août. 3e Ponction, neuf litres de liquide.

Le 25. 4e Ponction, treize litres et demi de liquide.

Affaiblissement progressif, toux, subdelire, mort, le 6 septembre.

L'autopsie ne put être faite, la famille y ayant mis opposition.

La toxicité urinaire a été déterminée quatre fois chez ce malade. Au moment où les expériences ont été faites, le régime alimentaire consistait en lait, en viande et légumes (2 degrés); le vin en était proscrit. Le calomel absorbé depuis son entrée à la dose de 0 gr. 20 par jour a été supprimé la veille de la première expérience, et toute médication suspendue jusqu'à la fin de nos recherches.

En outre, il est spécifié dans l'observation que deux fois on a essayé sans succès de déterminer chez lui la glycosurie alimentaire.

Les urines étaient conservées avec les précautions prises

chez tous nos malades, c'est-à-dire placées dans un bocal soigneusement nettoyé ainsi que son couvercle, et contenant 0 gr. 25 centigrammes de naphtol pour empêcher l'adultération de l'urine. C'est naturellement sur le mélange de l'urine des vingt-quatre heures que nous prélevions la quantité de liquide nécessaire à l'injection.

Le poids du malade après la ponction est de 54 kilogs au moment de l'expérience.

1re *expérience* (n° XXI). — Le 8 août, le malade a émis 600 gr. (1) d'une urine acide, de couleur jaune foncé, dont la densité est 1.020.

Aprés filtration, on l'injecte à la température de 20° avec la vitesse normale (1 cc. toutes les 10 secondes) à un lapin de 1.630 grammes.

L'animal meurt au 24e centimètre cube. Sa température est alors de 36,6, elle était de 35° au début de l'injection. L'animal a reçu 14 gr. 72 par kg.

Le coefficient urotoxique est 0,754.

Ces urines sont très convulsivantes. Myosis très accentué, pupille puncliforme dès le 10° cc. Peu de troubles de la respiration. Pas d'émission d'urines. Quelques mouvements convulsifs vers le 10e cc. Second accès au 20e cc. Il se joint alors aux convulsions des membres des convulsions des globes oculaires. Mort au 24e cc. dans une convulsion généralisée immédiatement précédée d'exophtalmie. La mort a lieu par arrêt de la respiration, le cœur continue à se contracter en totalité deux minutes encore après l'ouverture du thorax.

Immédiatement après le prélèvement des urines précédentes on fait une ponction (9 litres) au malade.

Dans les vingt-quatre heures qui suivent il excrète 1.000 gr. d'urine qui sont jetés par mégarde. La ponction a donc été suivie d'une légère diurèse qui persiste encore le lendemain.

2e *expérience* (n° XXV). — Le malade a émis 800 gr. d'urine légèment alcaline, D. 1.017. Après filtration on l'injecte, avec la vitesse normale, à la température de 21°, à un lapin de 1.730 grammes.

---

(1) Depuis quinze jours, le chiffre d'urine des vingt-quatre heures ne s'écarte guère de ce chiffre.

L'animal meurt au 25ᵉ cc. avec une température de 39°. La température initiale était 39,6.

Il a reçu 14 gr. 45 par kilogramme.

Le coefficient urotoxique est 1.024.

Myosis, pupille punctiforme dès le 10 cc. A ce moment il y a déjà des secousses convulsives généralisées qui ont été précédées de convulsions partielles dans la patte antérieure gauche. Mort dans une convulsion tétanique généralisée, par arrêt de la respiration.

3ᵉ *expérience* (n° XXVIII). — Le 11 août. Le malade a émis 600 gr. d'urine légèrement alcaline. D. 1.021 jaune sale.

Après filtration on l'injecte avec la vitesse normale à la température de 21° à un lapin de 1950 grammes.

L'animal meurt au 31ᵉ cc. avec une température de 39,5. La température initiale était 40°.

Il a reçu 15 gr. 89 par kilogr.

Le coefficient urotoxique est 0.699.

Urine très convulsivante, pupilles punctiformes, secousses violentes à 20 cc., mort par arrêt de la respiration à 31 cc.

4ᵉ *expérience* (n° XXXI) 12 août. — Le malade a émis 400 gr. d'urine légèrement alcaline. D. 1.019, couleur jaune sale.

Elle est injectée dans les conditions ordinaires à la température de 21°, à un lapin de 1.440 gr.

L'animal meurt au 17ᵉ cc.

Il a reçu 11 gr. 80 par kilogr.

Le coefficient urotoxique est 0,627

Les convulsions sont très rapides, les pupilles contractées, et il y a un peu d'exophtalmie au moment de la mort qui survient par arrêt de la respiration.

Condensés dans le tableau suivant les résultats des expériences qui précèdent parlent davantage à l'esprit.

Sous la rubrique toxicité urinaire, sont inscrits : dans la colonne 1, le nombre de centimètres cubes nécessaires pour 1 kilogr. d'animal ; dans la colonne 2 les coefficients urotoxiques.

N° d'ordre de l'expérience	Date	Quantité d'urine des 24 h.	Toxicité urinaire		Observations
			1	2	
					Pas de médication.
XXI	8 août 1891	600	14 cc. 72	0.754	Régime lait et 2 degrés sans vin.
XXV	10 août	800	14 cc. 45	1.024	Ponction 24 h. avant.
XXVIII	11 août	600	15 cc. 89	0.699	
XXXI	12 août	400	11 cc. 80	0.627	

Il nous paraît impossible de ne pas faire suivre l'observation précédente de quelques réflexions qu'elle appelle naturellement.

L'augmentation de la toxicité urinaire est manifeste dans ce cas; si l'on songe que le malade était à un régime lacté presque exclusif, on est encore plus frappé de cette augmentation, car on sait depuis les expériences de MM. Charrin et Roger que le régime lacté fait baisser de plus d'un tiers la toxicité urinaire.

En outre, ce fait met en relief d'une façon saisissante les bienfaits de la ponction : celle-ci, en levant l'obstacle mécanique apporté par l'épanchement à l'excursion thoracique et au jeu du cœur, facilite considérablement l'hématose en laissant les organes de la respiration et de la circulation reprendre leur fonctionnement normal; mais de plus, c'est là le fait nouveau à mettre en relief, elle provoque une diurèse bien évidente accompagnée d'une élimination importante de poisons urinaires. Il y a là un argument à faire valoir en faveur de l'utilité des ponctions dans le cours de la cirrhose alcoolique atrophique.

Notons que les urines de ce malade étaient très fortement convulsivantes.

Obs. II (résumée). — *Cirrhose alcoolique atrophique.*

Gr... Paul, 37 ans, commis, entre le 25 août 1891, dans le service de M. Hanot, salle Magendie n 9.

Fils d'un obèse mort diabétique, il ne présente pas lui-même de signes d'arthritisme de strume ou de syphilis, et nie toute infection antérieure. Habitudes alcooliques peu accentuées, mais léger tremblement ; pas de rêves ni de pituites.

Le malade a présenté différents accidents nerveux, en particulier depuis cinq ans.

Il y a un mois qu'il a remarqué que son ventre grossissait. Il présente en effet une ascite considérable, avec dilatation des veines sous cutanées au niveau des deux flancs, et un ballonnement considérable, empêchant de. se rendre un compte exact du volume du foie et de la rate. L'amaigrissement et l'affaiblissement du sujet sont assez marqués. Ils ont marché rapidement. Les urines abondantes ne contiennent pas d'albumine mais un peu de sucre (0 gr. 50 par litre) et une proportion notable d'urobiline. Urée 21 gr. par litre.

M. Hanot fait le diagnostic de cirrhose atrophique, et craint qu'il ne s'agisse de la forme à marche rapide.

Le tableau symptomatique de la cirrhose atrophique va se confirmant de plus en plus nettement.

La recherche de la glycosurie alimentaire faite le 28 août a montré le passage du sucre dans l'urine.

Le malade est mis au régime lacté absolu et au bout de quelques jours, ses urines ne contiennent plus de sucre.

Le 26 septembre, on retire par la ponction 7 litres de liquide ascitique contenant 3 gr. 384 de sucre par litre.

Nous avons fait chez ce malade six fois la détermination de la toxité urinaire. Constamment elle s'est trouvée augmentée mais avec des oscillations un peu étendues. Chez ce malade, de souche arthritique et très nerveux, la quantité d'urine émise en vingt-quatre heures était du reste sujette à des variations analogues.

Poids du malade 61 kilogr.

1ʳᵉ *expérience* (n° L.). — 2 septembre. Le malade a émis 2 litres d'urine jaune, légèrement alcaline, D. 1.015, contenant 13 gr. 20 d'urée par litre.

Injectée dans les conditions normales à la température de 21,5 à un lapin de 1.800 gr. mort après avoir reçu 52 cc., soit 28 cc. 88, par kilogr. Température initiale du lapin 39°, température terminale 38,2.

Le coefficient urotoxique est 1.135.

Myosis, pas d'exophtalmie; urine très convulsivante, les convulsions sont généralisées et remarquables par la violence des secousses Emission d'urine à 30 cc.

Mort par arrêt de respiration.

2e *expérience* (n° LV). — 8 septembre. Le malade a émis 1 litre d'urine assez foncée, D. 1.024. Acide. Injectée à un lapin de 1.820 gr. qui meurt au 37e cc., ayant reçu 26 cc. 87 par kilog.

Température initiale 39,9, température terminale 39.6.

Le coefficient urotoxique est 0,785.

Pupilles punctiformes. Urines convulsivantes, pas d'émission d'urines ni de matières pendant l'expérience.

Mort par arrêt de la respiration.

3e *expérience* (n° LXXX), 7 octobre 1891. — Le malade a émis un litre d'urine légèrement alcaline. D. 1.016.

Injectée à un lapin de 1.850 gr., à la température de 18°.

L'animal meurt au 26e cc. Ayant reçu 14 cc. 05 par kilog., température initiale 40,1, température terminale 39,5.

Le coefficient urotoxique est 1.166.

Dyspnée, myosis assez rapide, exophtalmie à la fin de l'expérience. Mort dans une convulsion très violente, par arrêt de la respiration.

4e *expérience* (n° LXXXV), 8 octobre. — Le malade a émis 1.400 gr. d'urine jaune rougeâtre. D. 1.013, légèrement alcaline. Injectée à la température de 17,5 à un lapin de 1.700 gr., elle l'a tué au 46e cc., soit 27 cc. 05 par kilog.

Température initiale, 39,1.; température terminale 38,5.

Le coefficient urotoxique est 0,848.

Myosis assez rapide. Dyspnée marquée. Mort par arrêt de la respiration dans une convulsion tétaniforme des plus violentes.

5e *expérience* (n° LXXXIX), 14 octobre. — Le malade a émis

1.400 gr. d'urine jaune rougeâtre, légèrement alcaline, D. 1.016.
Injectée à la température de 17,5 à un lapin de 1.500 gr., mort au
40ᵉ cc., ayant reçu 26 cc. 66 par kilog.

Température initiale, 39,5 ; température terminale, 38,6.

Le coefficient urotoxique est 0,860.

Urine convulsivante. Myosis, pas d'exophtalmie, pas d'émission
d'urine. Mort en opisthotonos par arrêt de la respiration.

6ᵉ *expérience* (n° XCI), 15 octobre. — Le malade a émis 300 gr.
d'urine, légèrement alcaline, jaune rougeâtre. D. 1.020. Il a eu de la
diarrhée.

Cette urine a été injectée à 20° à un lapin de 1.500 gr. qui meurt
au 30ᵉ cc., ayant recu 20 cc. par kilog.

Température initiale, 39,8 ; température terminale, 39,5.

Le coefficient urotoxique est 0,655.

Urine très convulsivante, animal très agité, convulsion terminale
extrêmement violente. Pupilles punctiformes dès le 10ᵉ cc., pas d'é-
mission d'urines. Mort par arrêt de la respiration.

Le résultat des expériences précédentes est résumé dans le
tableau suivant :

N° de l'expérience	Date	Quantité d'urine des 24 h.	Toxicité urinaire 1	2	
L	2 sept. 91	2.000	23.88	1.135	Régime lacté dès l'entrée.
LV	8 sept.	1.000	20,86	0.785	
LXXX	7 oct.	1.000	14.05	1.166	
LXXXV	8 oct.	1.400	27.05	0.848	
LXXXIX	14 oct.	1.400	26.66	0.860	
XCI	15 oct.	800	20	0.655	Diarrhée.

Laissons de côté la dernière expérience (XCI) dans laquelle
la toxicité urinaire s'est montrée un peu moins forte que dans
les cinq premières expériences, quoique notablement au-dessus
de la normale (0.655 au lieu de 0.464), du fait de la diarrhée
accusée par le malade ce jour-là. Le coefficient urotoxique a
constamment atteint une valeur double de la valeur normale.
Deux fois même il s'est montré plus élevé encore. Le malade a
excrété ces jours-là en moins de vingt heures la quantité de

poison urinaire nécessaire à l'intoxiquer lui-même, et cependant il était au régime lacté absolu. Nous nous contentons de noter, en passant, combien dans ce cas l'examen de la toxicité urinaire vient à l'appui du diagnostic de cirrhose à marche rapide, porté par M. Hanot et basé sur le seul examen clinique du malade. Rappelons l'existence dans ce cas de glycosurie à l'entrée, de glycosurie alimentaire plus tard lors de la recherche clinique, et enfin l'existence de glycose dans le liquide ascitique.

Obs. III (Résumée),

Col..., Marie, 53 ans, marchande au panier, entre le 7 août 1891, à la Pitié, salle Trousseau, nº 8, dans le service de M. Gilbert.

Rien à noter dans ses antécédents héréditaires ou personnels sauf une pneumonie, il y a vingt ans.

Il y a quatre ans qu'elle est marchande au panier. C'est d'alors que datent ses habitudes alcooliques (vulnéraire et rhum tous les matins ; 1 litre 1/2 de vin par jour).

Au mois de mai, elle s'est aperçue d'un léger ictère, elle avait déjà alors de l'œdème des jambes. L'ascite survient bientôt, mais la malade est peu précise à cet égard.

Elle entre le 7 août à l'hôpital. Jaunisse légère. Face couverte de varicosités, purpura du dos des mains, appétit assez bon, pituite tous les matins, épistaxis à répétition. Ventre distendu par l'ascite, réseau veineux très développé. Par la ponction, on retire six litres d'un liquide jaune foncé. A la palpation, on sent alors le bord tranchant du foie, au niveau de l'appendice xyphoïde ; partout ailleurs il est caché par les fausse côtes ; sa surface paraît irrégulière, cloutée.

Les urines sont brun acajou, très peu abondantes, 1 litre au maximum. Urée, 8 gr. 82 par litre. Urobiline, pigments biliaires.

Selles décolorées.

La malade est mise au régime lacté. Elle prend du calomel tous les matins.

3 septembre. Nouvelle ponction.

Le 5. On supprime le lait et tout traitement. La malade prend comme régime deux degrés.

La recherche de la glycosurie alimentaire, faite à différentes reprises notamment à l'entrée et le 14 septembre, a montré le passage abondant du sucre dans l'urine.

A partir du 10 septembre, on détermine plusieurs fois la toxicité urinaire. Malheureusement le coefficient urotoxique ne peut être établi, la malade ayant de la diarrhée et étant incapable de fournir la totalité de ses urines. Elle meurt dans les derniers jours de septembre. Elle pesait 64 kil. (ascite comprise) lors de la première expérience.

L'autopsie démontre l'existence d'une cirrhose atrophique type, accompagnéé de sclérose rénale.

1re *expérience* (n° LXV), 10 septembre. — L'urine de la malade est acide, rouge foncé. D. 1.029.

Injectée à la température de 22,5 à un lapin de 1.650 gr., elle le tue au 48e cc.

L'animal a reçu 26 cc. 09 par kilog,

Température initiale, 39,7 ; température terminale 39.2.

Urine extrêmement convulsivante. Myosis rapide. Mort par arrêt de la respiration. Pas d'émission d'urines.

2e *expérience* (n° LXV), 15 septembre. — Urine rouge, acide. D. 1.025.

Injectée à la température de 20°, à un lapin de 1.950 gr., elle le tue au 71e cc.

L'animal a reçu 36 cc. par kilogr.

Température initiale, 39,4 ; température terminale 37,9,

Urine très convulsivante. Myosis et exophtalmie. Pas d'émission d'urine pendant l'expérience.

Mort par arrêt de la respiration.

3e *expérience* (n° LXVI), 16 sepembre. — Urine rouge foncé, acide. D. 1.026.

Injectée à la température de 20°, à un lapin de 1.500 gr. qui meurt au 31 cc.

L'animal a reçu 20 cc. 66 par kilog.

Température initiale 39,7 ; température terminale, 39°.

Urine très convulsivante.

4e *expérience* (n° LXVI), 17 septembre. — Urine rouge foncé, acide. D. 1.026.

Injectée à un lapin de 2.100 gr. elle le tua au 45ᵉ cc.

L'animal a reçu 21 cc. 42 par kilog.

Température initiale, 39,8; température terminale, 39°.

Urine très convulsivante. Myosis très accentué. Dyspnée. Mort par arrêt de la respiration dans une grande attaque convulsive, au cours de laquelle l'animal expulse violemment de l'urine.

5ᵉ *expérience* (nᵒ LXXIV), 23 septembre. — Urine rouge brun, légèrement acide. D. 1.020.

Injectée à un lapin de 2.400 gr. qui meurt au 55ᵉ cc., ayant reçu 23 cc. 91 par kil.

Température initiale, 39°; température terminale, 37,6.

Urine très convulsivante. Myosis rapide. Exophtalmie. Respiration dyspnéique. Pas d'émission d'urine. Mort par arrêt de la respiration, dans une convulsion tétanique violente.

En résumé, chez cette malade, les quantités d'urine nécessaires pour tuer un kilogr. de lapin, ont été successivement dans les diverses expériences : 29 cc. 09; 36 cc. ; 20 cc. 66; 21 cc. 42 : 23 cc. 91. Or on sait que M. Bouchard a établi qu'il faut généralement 45 cc. à 50 cc. d'urine normale pour arriver à ce résultat. A volume égal, et malgré l'existence concomitante de diarrhée, cette urine est donc beaucoup plus toxique que l'urine normale. Elle est en outre convulsivante à un degré qu'on n'observe pas avec les urines normales.

L'impossibilité d'évaluer d'une façon rigoureuse la totalité de l'urine des vingt-quatre heures n'a pas permis de fixer d'une façon exacte, le coefficient urotoxique. Mais étant donné le chiffre probable de l'excrétion urinaire chez cette malade (600 à 800 gr. par 24 h.), le coefficient urotoxique n'était pas chez elle aussi élevé que chez les deux malades précédents. Il y a à cela deux bonnes raisons, la diarrhée continuelle d'une part, la sclérose rénale révélée par l'autopsie, d'autre part.

Obs. IV (Résumée).

V..., Valérie, 66 ans, blanchisseuse, entre le 29 septembre 1891, salle Grisolle nᵒ 3, à l'hôpital Saint-Antoine, service de M. Hanot.

Rien à relever dans ses antécédents que de l'éthylisme (deux litres de vin et des petits verres chaque jour depuis longtemps). Pas de syphilis ni d'impaludisme.

Il y a six mois que la malade s'est aperçue que son ventre grossissait. Entrée il y a six semaines à l'hôpital, service de M. Letulle, elle a subi une ponction qui a donné issue à environ 10 litres de liquide.

La malade présente le tableau classique de la cirrhose atrophique et en outre quelques signes de tuberculose pulmonaire au début.

Elle urine 500 gr. d'urine foncée, ne contenant ni sucre ni albumine, mais riche en urobiline.

1er octobre. Ponction donnant issue à 14 litres d'un liquide transparent, limpide, jaune citrin. Foie petit, ne débordant pas les côtes. On ne sent pas la rate.

Les jours suivants, la malade a une laryngite intense. Son état va s'aggravant. Elle meurt le 12 octobre.

Autopsie. — 15 litres de liquide dans le péritoine, qui est épaissi, tapissé de fausses membranes faciles à détacher.

Foie : 1.100 gr. ; aspect clouté, atrophié, dur, criant sous le scalpel, granuleux à la coupe. Bile très épaisse, jaunâtre.

Rate : 250 gr. ; capsule épaisse, organe dur à la coupe.

Reins : gauche, 130 gr. ; droit 110 gr. ; décortication facile ; les rapports entre les substances corticale et médullaire sont conservés.

En outre, on trouve quelques tubercules aux sommets des poumons, et des ulcérations assez profondes, ovalaires, sur les deux cordes vocales inférieures.

Expérience (n°LXXXIII), 6 octobre. — La malade a émis dans les vingt-quatre heures, 500 gr. d'urine foncée, acide, D. 1.022, poids de la malade 50 kilog., ascite déduite.

Cette urine est injectée à la température de 18°, à un lapin de 2.050 gr., qui meurt après en avoir reçu 25 cc., soit 12 cc. 19 par kg.

Température initiale, 39,1. Température terminale, 36,9.

Coefficient urotoxique, 0,820.

Animal très agité dès le début de l'injection. Dyspnée extrême. Convulsion généralisée très intense après laquelle l'animal semble mort ; il reste vingt secondes sans respirer, avec réflexes cornéens totalement abolis, puis fait une ou deux respirations et meurt.

A l'ouverture du thorax le cœur bat encore.

L'animal n'a présenté ni myosis, ni dilatation pupillaire ; pupilles moyennement contractées, rien du côté des sphincters.

Obs. IV bis (résumée).

Dul..... Frédéric, 48 ans, garde-places, entre le 26 septembre 1891, salle Laënnec n° 29, à Necker, dans le service de M. le professeur Peter.

Rien à noter dans ses antécédents héréditaires.

Dans ses antécédents personnels, relevons la rougeole et la variole dans l'enfance, les fièvres intermittentes contractées en Afrique de 22 à 23 et n'ayant disparu qu'à 28 ans. De la même époque datent les habitudes alcooliques du malade.

La maladie actuelle a débuté, il y a trois mois, par un amaigrissement rapide, de la perte des forces, de l'anorexie très marquée, une légère teinte subictérique, une augmentation de volume du ventre, bientôt suivie d'œdème des membres inférieurs.

A l'entrée à l'hôpital, l'examen du malade fait porter le diagnostic de cirrhose atrophique.

Le 13 octobre, première ponction de 7.500 gr.

Le 23, deuxième ponction, 4.750 gr.

Le 5 et le 16 novembre, nouvelles ponctions de 7.500 gr. chacune.

Le malade succombe le 3 décembre.

A l'autopsie, on trouve un foie de 1.045 gr. clouté.

Notre excellent ami, M. Lion, chef de clinique de M. le professeur Peter, à qui nous devons l'observation de ce malade, a pratiqué l'examen histologique de ce foie.

La glande hépatique est le siège d'une cirrhose diffuse extrêmement marquée. Plus de la moitié de la surface des coupes est occupée par du tissu scléreux, dans lequel on trouve un nombre considérable de néocanalicules biliaires. Les cellules qui forment les îlots et les débris parenchymateux subsistant contiennent en grand nombre des gouttelettes graisseuses. A certains endroits, les cellules offrent des noyaux vivement teintés, et leur protoplasma se colore en rose par le picrocarmin.

Nous avons déterminé la toxicité urinaire chez ce malade les 10, 11, 12 novembre 1891. L'épreuve de la glycosurie alimentaire n'a pas été tentée chez lui.

1re *expérience* (n° XCII), 10 vovembre 1891. — Le malade a émis dans les vingt-quatre heures 700 gr. d'urine foncée presque brune, légèrement acide. D. 1.021.

Injectée, à la température de 20°, à un lapin de 2.370 gr., elle le tue au 38ᵉ cent. cube. L'animal a reçu 16 cent. cubes par kilogr.

Température initiale, 39,6 ; température terminale, 38,6.

Coefficient urotoxique, 0,725.

Dès le 16ᵉ cc, les pupilles sont punctiformes ; l'animal est très agité, la respiration, d'abord très fréquente (90 à la minute), se ralentit beaucoup à la fin de l'expérience. Vers le 30ᵉ cc., convulsions d'abord localisées dans les membres postérieurs puis généralisées.

2ᵉ *expérience* (n⸱ XCIV), 11 novembre 1891. — 700 gr. d'urine neutre, rouge foncé. D. 1.022.

Injectée, à la température de 20°, à un lapin de 2.015 gr., qui meurt au 33ᵉ cc., ayant reçu par kilogr. 16 cc. 37.

Température initiale, 40,2 ; température terminale, 39,7.

Coefficient urotoxique, 0,720.

Mêmes résultats expérimentaux que dans l'expérience précédente.

3ᵉ *expérience* (n° XCV), 12 novembre 1891. — 500 gr. d'urine légèrement alcaline, rouge foncé. D. 1.022.

Injectée, à la température de 20°, à un lapin de 1.600 gr., qui meurt au 18ᵉ cc. ayant reçu par kilogr. 11 cc. 25 d'urine.

Température initiale, 39,4 ; température terminale, 38,9.

Coefficient urotoxique, 0,740.

Mêmes résultats expérimentaux qu'avec l'urine de la veille.

Quelles sont les conclusions à tirer des observations qui précèdent ?

Un premier fait ressort de nos expériences, c'est l'augmentation notable de la toxicité urinaire dans la cirrhose atrophique, au moins à la période d'état, époque à laquelle nous avons toujours opéré. En prenant la moyenne des quatorze expériences dans lesquelles il nous a été possible de déterminer d'une façon absolument exacte le coefficient urotoxique, nous arrivons au chiffre moyen de 0.759. Le chiffre normal étant 0,464 d'après M. le professeur Bouchard, on voit qu'un malade atteint de cirrhose atrophique, rejette par les reins une quantité de poisons presque double de l'élimination normale. Cette décharge toxique est diminuée par l'existence d'une diarrhée ou d'une sclérose rénale concomitante ; elle existe malgré le régime lacté plus ou moins complet auquel sont soumis presque tous ces malades. Elle paraît augmentée, en même temps que la diurèse, lors des ponctions abdominales.

L'augmentation de la toxicité urinaire peut exister dans les cas (obs. I) où on ne constate pas l'existence de la glycosurie alimentaire.

Les urines des malades de ce groupe sont essentiellement convulsivantes.

Il est juste d'ajouter que l'hypertoxicité des urines dans la cirrhose atrophique a été constatée par quelques auteurs : Ehrmann, une fois ; Roger, deux fois. Malheureusement, ces expérimentateurs n'ont pas déterminé les coefficients uro-toxiques. Roger a vu un malade de M. Bouchard qui rendait en vingt-quatre heures 500 cent. cubes d'urine, tuant les animaux à la dose de 9 cent. cube par kilog. (expérience CLXXIV de la thèse de Roger). C'est l'urine la plus toxique que Roger ait jamais rencontrée. Un autre cirrhotique émettait dans les vingt-quatre heures 800 gr. d'une urine amenant la mort de l'animal à la dose de 15 cent. cube 97 par kilog. (expérience CLXXVI).

II

CIRRHOSE ALCOOLIQUE HYPERTROPHIQUE.

Nous croyons intéressant et instructif de mettre en regard des faits précédents l'observation suivante : elle a trait à cette variété de cirrhose alcoolique curable, sur laquelle MM. Hanot et Gilbert ont appelé dernièrement l'attention, et à laquelle ils ont donné le nom de cirrhose alcoolique hypertrophique.

Obs. V (résumée)

Comp..., Pauline, 52 ans, concierge, entre le 10 février 1891, salle Grisolle 27, dans le service de M. Hanot.

Angine diphtérique à 22 ans et influenza en janvier 1890. Elle fut malade deux mois de l'influenza, dit-elle, et resta très faible.

C'est vers cette époque que le ventre commença à se développer progressivement ; il y a six semaines, légère poussée d'ictère d'une durée de dix jours environ ; il y a trois semaines, pour la première fois œdème léger de la racine des cuisses ; de plus elle est essouflée depuis quelques jours, aussi se décide-t-elle à entrer à l'hôpital.

La malade avoue boire *une petite goutte* le matin. Elle prend quelquefois de la bière entre ses repas. La face et la partie supérieure du thorax sont amaigris, il existe une ascite. énorme avec développement considérable de la circulation supplémentaire.

La malade a une teinte légèrement subictérique, ses fonctions digestives se font encore assez bien ; mais les selles sont décolorées en partie depuis la poussée d'ictère. Essouflement au moindre effort ; oppression très facile.

Pas de palpitations, pas d'hémorrhagie d'aucune sorte ; œdème considérable, mou, blanc dos membres inférieurs, urines très foncées, rares, ne contenant ni sucre, ni albumine, mais de l'urobiline et le pigment rouge.

Le 12. *ponction*. On retire 15 litres d'un liquide séreux.

Le 13. Le foie est gros. Il mesure :

Diamètres verticaux : ligne mamelonnaire 17 cm.

Le plus grand diamètre 18 cm.

Diamètre horizontal : 19 cm. (depuis le rebord droit jusqu'à l'éncoche entre les deux lobes).

Le 17. On fait absorber à la malade 100 gr. de sirop de sucre. Pas de glycosurie alimentaire.

Le 19. Il n'y a plus d'urobiline dans les urines.

Le 7 mars, *ponction*. 17 litres 1/2 de liquide légèrement verdâtre.

Le 8. On prescrit à la malade 200 gr. de sirop de sucre. Elle n'en absorbe que 120. Pas de glycosurie alimentaire.

3 avril, *ponction*. 21 litres de liquide semblable à celui de la dernière ponction.

Foie diamètre verticaux : ligne mamelonnaire, 20 cm.

Ligne sternale 16 cm.

Diamètre horizontal, 18 cm.

20 avril, *ponction*, 20 litres 1/2. Le bord inférieur du foie a remonté d'un centimètre depuis la dernière ponction.

6 mai, 5e *ponction*, 20 litres 1/2.

Le 25, 6e *ponction*. Une vingtaine de litres.

Après cette ponction la reproduction du liquide se fait beaucoup moins. Etat très satisfaisant.

26 juin, 7° *ponction*. 8 litres 1/2. Le foie ne semble pas varier de volume depuis la dernière mensuration.

16 août, 8° *ponction*, 18 litres 1/2. Le foie déborde les fausses côtes de trois travers de doigt.

C'est après cette ponction que se placent nos recherches sur la toxicité urinaire chez cette malade. Elle pesait 59 kilogr. immédiatement après la ponction.

10 octobre, 9° *ponction*, 18 litres de liquide.

Nous avons fait six fois chez cette malade la détermination de la toxicité urinaire. Nous l'avons trouvée constamment inférieure à la normale dans une proportion très notable. La toxicité est diminuée de moitié environ, ainsi qu'on peut en juger par les expériences suivantes.

1re *expérience* (n° XXXVII), 18 août 1891. La malade a émis 1.500 gr. d'urine rouge brun, acide D. 1.015.

Injectée à la température de 17° à un lapin de 1.570 gr. elle le tue au 84° cc. L'animal a reçu 53 cc., 50 par kilog.

Température initiale 39°, température terminale 37,5. Coefficient urotoxique 0.475.

A 50 cent. l'animal crie, à 60 cent. cub. aussi. La pupille reste dilatée tout le temps de l'injection. La respiration devient de plus en plus lente et s'arrête. L'animal meurt sans une convulsion, il est resté dans la somnolence puis dans le coma pendant toute la durée de l'expérience. Pas d'émission d'urine. Le cœur bat encore deux à trois minutes après l'arrêt de la respiration.

2° *expérience* (n° XXXVIII), 19 août. La malade a eu de la diarrhée; aussi la quantité des urines n'est elle pas absolument sûre. Nous ne rapportons pas cette expérience en détail.

Sauf erreur dans l'évaluation de la quantité d'urine le coefficient urotoxique est 0.259.

3° *expérience* (n° XLI), 20 août. — Plus de diarrhée. La malade a émis dans les 24 h. 1.750 gr. d'urine jaune, acide, D. 1.016.

Injectée à la température de 19,5 à un lapin de 1.600 gr. elle ne détermine la mort qu'au 200ᵉ cent. cub. L'animal a reçu 1 cent. cub. par kilog.

Température initiale 39,7, température terminale 36,8. Le coefficient urotoxique est 0,237.

Somnolence. Quelques secousses toniques, mort par arrêt de la respiration, sans convulsion terminale. Myosis assez rapide, pas d'émission d'urines, ni de matières.

4ᵉ expérience (nᵒ XLV), 26 août. — 2.250 gr. d'urine jaune clair, légèrement acide D. 1.013, urée 7 gr. 56 par litre.

Injectée à la température de 22,5 à un lapin de 1.750 gr. elle le tue au 188ᵉ cent. cub., soit 107 cc., 42 par kilogr.

Température initiale 39,4, température terminale 37,2. Coefficient urotoxique 0,354.

L'animal urine vers 55 cent. cub. Somnolence, mort par arrêt de la respiration après quelques mouvements convulsifs terminaux. Pupilles modérément contractées se relâchant au moment de la mort.

5ᵉ expérience (nᵒ LXXXVIII), 8 octobre. — 1.400 grammes d'urine jaune rougeâtre légèrement acide. D. 1.017.

Injectée à la température de 17,5 à un lapin de 1.700 gr. elle le tue au 145ᵉ cent. cub. L'animal a reçu 85 cc. 29 par kilogr.

Température initiale 39,5, température terminale 37,3. Coefficient urotoxique 0.278.

Somnolence et coma. Myosis progressif, légère émission d'urine dans le cours de l'expérience. Dyspnée marquée. Vers 100 cc., l'animal commence à être un peu agité ; puis, vers 120 cent. cub, il a quelques secouses convulsives dans les membres. La respiration se ralentit jusqu'à six inspirations par minute, puis s'arrête. L'animal meurt avec de l'exophtalmie et un myosis marqués mais sans convulsions généralisées.

6ᵉ expérience (nᵒ XC), 15 octobre. — 1.500 grammes d'urine jaune, légèrement acide, D. 1.014.

Un lapin de 1.500 gr. la reçoit et meurt à 215 cent. cub., soit 143 cc. 33 par kilogr.

Coefficient urotoxique, 0.177.

Somnolence, coma, myosis progressif, Mort par arrêt de la respiration avec quelques petites convulsions dans les membres, de l'exophtalmie et du myosis. Légère émission d'urine pendant l'expérience, respiration superficielle et un peu ralentie.

Les résultats des expériences précédentes sont résumés dans le tableau qui suit :

Nº d'ordre de l'expérience	Date	Quantité d'urine des 24 h.	Toxicité urinaire		Observations
			1	2	
XXXVII	18 août	1500	53 cc. 50	0.475	Lendemain de la ponction
XXXVIII	19 août	1000	65 cc. 35	0.259	Diarrhée abondante
XLI	20 août	1750	125 cc.	0.237	
XLV	26 août	2250	107 cc. 42	0.354	
LXXXVIII	8 nov.	1400	85 cc. 29	0.278	
XC	15 oct.	1500	143 cc. 33	0.177	

Sur six expériences la toxicité a été inférieure à la normale cinq fois. En laissant de côté l'expérience XXXVIII qui est sujette à caution à cause de la diarrhée concomitante, nous obtenons comme coefficient urotoxique moyen des quatre dernières expériences 0.261, c'est-à-dire un peu plus que la moitié du coefficient urotoxique normal. Si nous nous rappelons d'autre part que, dans la cirrhose atrophique, la toxicité urinaire est sensiblement double de la toxicité normale, nous arrivons à cette conclusion que, dans la cirrhose alcoolique atrophique, la décharge de poison urinaire est quadruple de ce qu'elle est dans la cirrhose alcoolique hypertrophique. Qui s'étonnera maintenant que le pronostic et les résultats thérapeutiques soient différents dans les deux cas, ainsi que l'ont démontré MM. Hanot et Gilbert à la Société médicale des hôpitaux ?

Lors de la première expérience, le coefficient urotoxique était un peu plus élevé 0,475, mais nous avons eu soin de noter que cette expérience a été faite avec les urines secrétées de 24 à 48 heures après la ponction ; et nous savons, par ce qui se passe dans la cirrhose atrophique (obs. I), que la ponction en provoquant la diurèse provoque également l'expulsion d'une notable quantité de poison urinaire.

Nous ne pouvons nous empêcher de rapprocher du fait qui précède l'observation suivante emprunté à la thèse de Roger (obs. 9. p. 187). Elle est intitulée : *Cirrhose atrophique. Pas de glycosurie alimentaire. Urines peu toxiques*, mais nous semble se rapporter à un de ces faits de cirrhose alcoolique hypertrophique que MM. Hanot et Gilbert devaient faire connaître plus tard.

OBSERVATION (résumée).

Il s'agit d'un homme de 53 ans ébéniste, entré à Tenon, salle Lelong, lit n° 3, le 29 juin 1886. Le début de l'affection remontait au mois de novembre précédent.

Etat le jour de l'entrée. Individu amaigri ; teint gris jaunâtre, sans qu'il y ait d'ictère. Ventre météorisé ; liquide ascitique assez peu abondant..... Développement très notable des veines sous-cutanées abdominales....; Rate volumineuse...... Foie, assez volumineux, *débordant les fausses côtes d'environ trois travers de doigt.....* La surface du foie est lisse et unie..... Poumons, quelques frottements à la base du côté droit...

Artères. Un peu d'athérome des radiales..... pouls bondissant et dépressible. Pouls capillaire unguéal.

Cœur. La pointe bat dans le cinquième espace. L'auscultation fait constater un double souffle aortique très léger.

Quant à la cause de l'altération hépatique, le malade avoue avoir fait quelques excès de vin. De plus il aurait eu, dit-il, la syphilis en 1870. Mais il s'agit plutôt d'un chancre mou qui a laissé une cicatrise déprimée sur la verge et n'a été suivi d'aucun accident secondaire. Traitement, Repos, régime lacté, deux pilules de calomel de 0,01.

..... Le 14 juillet, diminution notable dans la quantité du liquide ascitique. Pas de changement dans le volume du foie, ni de la rate. ... Ce malade pesait 68 kilog.

On lui a administré à trois reprises le sirop de sucre le 4 juillet, le 11, le 25, sans constater la moindre trace de glucose dans l'urine.

M. Roger a déterminé deux fois la toxicité de ces urines,

exp. CLXIV et exp. CLXV, les 14 et 24 juillet. Dans les deux cas le toxicité a été très faible.

Nous avons établi les coefficients urotoxiques dans ces deux expériences d'après les chiffres donnés par M. Roger, et nous avons trouvé 0,265 pour la première, et 0,312 pour la seconde.

Ce sont donc des résultats identiques à ceux obtenus par nous-même.

III

CIRRHOSE HYPERTROPHIQUE BILIAIRE DE HANOT.

Nos recherches ont porté sur trois malades atteints de cette affection. Nous avons fait neuf expériences.

Obs. VI. (résumée). — *Cirrhose hypertrophique biliaire.*

Carp..., Joséphine, ancienne infirmière, entre le 3 janvier à la Pitié, salle Lorrain, puis passe le 22 juillet, salle Trousseau 40, service de M. Moutard-Martin suppléé par M. Gilbert.

Depuis plus de deux ans, cette femme a présenté les signes classiques de la cirrhose hypertrophique biliaire de Hanot. Alternatives d'ictère et de décoloration. Selles tour à tour décolorées et jaunâtres, gros foie, ventre météorisé, pas de circulation collatérale, etc.

Elle est au lait depuis le mois de janvier.

Au moment de l'expérience elle prend 2 litres 1/2 de lait par jour et deux œufs. Elle ne veut pas se soumettre au régime habituel de l'hôpital que son estomac ne supporte pas.

Poids : 48 kgs. 500.

1re *Expérience* (n. IX). — 31 juillet. La malade a émis 900 gr. d'urine ictérique.

Injectée à un lapin de 1.808 gr., elle a amené la mort au 135e cc., soit 71 cc. 80 par kg.

Température initiale, 39°,7, temp. terminale, 37.,8.

Coefficient urotoxique, 0.258.

Convulsions, myosis, pas d'émission d'urine, mort par arrêt de la respiration.

2ᵉ *Expérience* (n. XI). — 1ᵉʳ août. Le malade a émis 750 grammes d'urine, D. 1023.

Injectée à la température de 20º à un lapin de 1.600 gr., elle le tue à 100 cc., soit 62 cc. 50 par kg.

Température initiale 39.4, température terminale 37.,8.

Coefficient urotoxique 0,247.

Mouvements convulsifs et cris pendant l'injection. Myosis, émission d'urine. Mort dans une convulsion généralisée. La respiration s'arrête d'abord.

3ᵉ *Expérience* (n. XIV). — 4 août. Le malade a émis 1.500 gr. d'urine moins ictérique que d'ordinaire, D. 1.019.

Elle est injectée à un lapin de 2.030 gr. qui meurt au 200ᵉ cc. ayant reçu 98 cc., 52 par kg.

Température initiale 39º, temp. terminale 36º.

Coefficient urotoxique, 0.313.

Somnolence, coma, myosis, exophtalmie considérable avant la mort, plaintes, mort par arrêt de la respiration dans une convulsion tonique généralisée.

4ᵉ *Expérience* (n. XVI). — 5 août. 1.300 gr. d'urine légèrement ictérique. D. 1.015.

Un lapin de 1.660 gr. la reçoit à la température de 20º et meurt au 125ᵉ cc. Il a reçu 75 cc. 30 par kg.

Température initiale 30.,4. Température terminale 37.,4.

Coefficient urotoxique 0.355.

Somnolence, coma, myosis peu accentué, convulsions terminales.

Ces expériences sont résumées dans le tableau suivant.

Nº d'ordre de l'expérience	Date	Quantité d'urine des 24 h.	Toxicité urinaire		Observations
			1	2	
IX	31 juil.	900	71 cc. 80	0.258	La malade est
XI	1 août.	750	62 cc. 50	0.247	au régime lacté
XIV	4 août.	1500	98 cc. 52	0.313	depuis de longs
XVI	5 août.	1300	75 cc. 30	0.355	mois.

Chez cette malade, la toxicité urinaire est donc très sensiblement diminuée. Il convient d'ajouter que depuis longtemps elle ne prenait absolument rien autre chose que du lait.

Chez la malade suivante, observée par notre maître M. Gilbert, la toxicité urinaire était aussi inférieure à la normale, et cependant la malade n'était pas au régime lacté.

Obs. VII (résumée).

Femme de 62 ans, dont l'affection remonte au mois d'août 1890 et est surtout caractérisée par une jaunisse persistante. Elle a eu antérieurement des manifestations d'infection paludéenne, mais jamais de coliques hépatiques.

État actuel, août 1890. Ictère, matières fécales non entièrement décolorées, ventre développé, ballonné, sans circulation collatérale, sans ascite.

Le foie atteint des dimensions considérables.

Le lobe gauche très hypertrophié a neuf centimètres de hauteur sur la ligne mamelonnaire gauche. L'hypertrophie est encore plus considérable sur le lobe droit, 12 centimètres de hauteur sur la ligne xyphoïdienne et 22 centimètres sur la ligne mamelonnaire droite. Il arrive au niveau de la ligne axillaire jusqu'à l'épine iliaque antéro-inférieure.

En haut, le foie remonte jusqu'au bord inférieur de la cinquième côte sur la ligne mamelonnaire droite, jusqu'au bord inférieur de la septième sur la ligne axillaire.

La malade est amaigrie, mais l'état général est cependant assez satisfaisant et l'appétit en partie conservé.

Pas de fièvre.

Les urines sont colorées, ictériques. Leur quantité quotidienne est de 1,200 grammes environ.

Une analyse du 7 août a donné les résultats suivants :

Urée 18 gr. 86.

Traces d'acide urique.

Pigments biliaires en grande quantité.

On a cherché sans succès à provoquer la glycosurie alimentaire.

Cette malade est morte rapidement dans les derniers jours de décembre 1891 au milieu des phénomènes de l'ictère grave.

Expérience. — (n° LXXVI). — 23 septembre. — Le malade a émis 1200 grammes d'urine ictérique foncée. D. 1016.

On l'injecte à un lapin de 2,400 grammes, qui meurt après en avoir reçu 135 centimètres cubes, soit 56 c. c. 25 par kg., température initiale 39,4, température terminale 37,5. Coefficient urotoxique 0,395.

Somnolence et coma. Myosis extrêmement prononcé, respiration un peu ralentie.

Pas d'émission d'urines, mort par arrêt de la respiration au milieu d'une convulsion.

Le coefficient urotoxique s'est montré beaucoup plus élevé chez le malade dont l'observation suit et que nous avons pu suivre dans le service de M. Hanot.

Obs. VIII. — Cirrhose hypertrophique biliaire.

Daud... Auguste, 41 ans, garçon boucher, entre le 7 juillet 1891, salle Magendie 24, service de M. Hanot.

Rien à relever dans ses antécédents héréditaires.

Personnellement il n'a pas d'antécédents lithiasiques, pas de syphilis, pas d'impaludisme.

Il boit trois litres de vin par jour, a parfois des cauchemars la nuit et des pituites le matin.

La maladie actuelle a débuté il y a dix huit mois par l'ictère.

Il entre en janvier 1890 dans le service de M. Dumontpallier ; en ce moment ses urines étaient rouges, son appétit très exagéré. Il reste deux mois au régime lacté et sort avec un ictère un peu moins foncé qu'à l'entrée.

Il reprend alors son travail jusqu'au mois d'octobre, présentant des variations dans l'intensité de son ictère, parfois des épistaxis, un appétit exagéré ; cependant ses forces diminuent.

En octobre 1890, il entre dans le service de M. Millard avec une pneumonie du côté gauche. A ce moment il avait une légère teinte subictérique, un foie débordant notablement les fausses côtes et de l'ascite. La pneumonie fut grave. Pendant quelques jours le malade eut du délire. Après la défervescence on le mit au lait, et on lui fit des pointes de feu sur la région hépatique. L'ictère persistait toujours. Dans l'hypothèse d'une affection syphilitique possible, M. Millard le mit à l'iodure de potassium. Pendant les quatre mois qu'il passa dans le service il eut des poussées d'ictère apparaissant et disparaissant alternativement. L'ascite disparut et au moment de la sortie l'ictère était justement à peu près effacé.

Dès lors (février 1891), le malade est obligé de diminuer son travail et de le mesurer à ses forces progressivement affaiblies. De temps à autre poussées d'ictère. Enfin un petit accident arrivé à la main gauche (coupure) le décide à rentrer à l'hôpital.

Il est reçu dans le service de M. Hanot le 7 juillet 1891.

C'est un homme assez robuste, bien qu'amaigri. Il présente une coloration jaune brunâtre, presque bronzée, de tout le corps, pas d'éruptions cutanées, pas de démangeaisons.

Ventre distendu, météorisé, sans ascite, foie très gros, débordant les fausses côtes de neuf centimètres, rate volumineuse, pas de circulation collatérale.

L'appétit est très bon, mais depuis quinze jours les digestions sont moins faciles, un peu lentes, le malade a quelquefois des renvois Selles régulières incomplètement décolorées.

Rien à noter du côté du cœur et des vaisseaux.

Quelques frottements à la base droite.

Les urines oscillent autour d'un litre. Elles sont riches en pigment biliaire. Urée 12 grammes par litre en moyenne.

On diagnostique une cirrhose biliaire hypertrophique, et on donne au malade 4 degrés, pas de médicaments, sauf un peu de calomel.

Les jours suivants la quantité d'urines et l'urée se relèvent notablement.

Le 18 juillet une analyse complète donne les résultats suivants :

Volume des 24 heures.	2750.
Urée —	43 gr. 43.
Chlorures —	18 gr. 13.
Ac. phosph. —	1 gr. 85.

Il n'y a ni albumine ni sucre, ni acides biliaires, ni pigments biliaires, mais de l'urobiline en notable proportion.

L'ictère a du reste diminué ces jours-ci aux conjonctives du moins, car le visage et les mains restent bien foncés.

L'ictère augmente les jours suivants et nous étudions la toxicité urinaire le 8 août et les jours suivants.

L'épreuve de la glycosurie alimentaire a été tentée, elle a donné un résultat négatif.

Le malade part pour Vincennes le 17 septembre dans un état satisfaisant.

Il pesait lors des expériences 60 kilog.

1re *Expérience* (n° XIX). — 8 août. — Le malade a eu un peu de diarrhée. Il a émis 2,100 grammes d'urine, très légèrement alcaline D. 1013.

Un lapin de 1,500 grammes meurt après en avoir reçu 88 centimètres cubes, soit 58 cc. 66 par kg.

Température de l'urine injectée 20 degrés.

Température initiale 40 2, température terminale 39 3.

Coefficient urotoxique 0,596.

Myosis assez tardif, mais très accentué.

Dès les premiers centimètres cubes la respiration s'accélère et devient dyspnéique. L'animal se débat, vers 50 cc., petits mouvements convulsifs qui vont s'accentuant et se rapprochant de plus en plus. Au 68e centimètre cube, convulsion généralisée ayant duré une minute, mort dans une convulsion au 88e centimètre cube.

2e *Expérience* (n° XXII). — 9 août. — 3,200 gr. d'urine jaune un peu sale, légèrement alcaline. D. 1010.

Un lapin de 2,170 grammes meurt après en avoir reçu 105 cc. soit 48 cc. 38 par kilogr.

Température de l'urine injectée 20 degrés.

Température initiale 39,5 température terminale 38 degrés.

Coefficient urotoxique 1,102.

Somnolence et coma traversés par des secousses convulsives. A 90 centimètres cubes grande attaque convulsive de plus d'une minute de durée, annoncée par une dilatation pupillaire brusque, succédant au myosis préexistant, et par une convulsion en haut des globes oculaires que la membrane nictitante recouvre brusquement ; mort dans une convulsion très courte ; vers 35 centimètres cubes, mixtion ; à la fin de l'expérience un peu de salivation et quelques larmes.

3e *Expérience* (n° XXVI). — 11 août. — 3,200 grammes d'urine neutre, D. 1011, jaune sale.

Un lapin de 1.540 grammes succombe au 148e centimètre cube, soit 96 cc. 10 par kilogramme.

Température initiale 40, température terminale 37°5.

Température de l'urine injectée 21 degrés.

Coefficient urotoxique 0,554.

Somnolence, coma, respiration stertoreuse, polyurie, pas de myosis. Deux accès de convulsion à la fin, mort par arrêt de la respiration.

4e *Expérience* (n° XXX). — 12 août. — 2,200 grammes d'urine légèrement alcaline, jaune foncé. D. 1033.

A la température de 21 degrés, elle est injectée à un lapin de 1.345 grammes qui succombe au 65e centimètre cube ayant reçu 48 cc. 32 par kilogramme.

Température initiale 39.5, température terminale 38°6

Coefficient urotoxique 0,758.

Somnolence, pas de myosis, convulsions finales.

Les expériences qui précèdent sont résumées dans le tableau suivant :

N° d'ordre de l'expérience	Date	Quantité d'urine des 24 h.	Toxicité urinaire		Observations
			1	2	
XIX	8 aout.	2100	58 cc. 66	0.596	Diarrhée cette nuit.
XXII	9 aout.	3200	48 cc. 38	1.102	
XXVI	11 aout.	3200	96 cc. 10	0.554	
XXX	12 aout.	2200	48 cc. 32	0.758	

Les malades atteints de cirrhose hypertrophique biliaire de Hanot ne sont pas très communs ; nous n'avons pas pu faire porter nos recherches sur d'autres sujets. Mais nous trouvons dans la thèse de Roger une observation (obs. XIV p. 206) à lui communiquée par Gilbert, et d'un grand intérêt à notre point de vue.

Nous ne rapportons pas les détails cliniques de ce fait. Il nous suffira de dire que le malade était arrivé à la dernière période de son affection.

La toxicité urinaire fut déterminée quatre fois par Roger au laboratoire de M. le professeur Bouchard. Nous avons établi d'après les chiffres donnés par Roger, le coefficient urotoxique dans chacune de ces expériences et nous avons trouvé :

17 avril, coefficient urotoxique : 0.271
18 avril   —   —   1.253
19 avril   —   —   0.735
20 avril   —   —   0.317

En ajoutant, à nos neuf expériences personnelles, les quatre expériences de Roger, nous arrivons à un total de 13 faits, dans lesquels le coefficient urotoxique a été déterminé chez des malades atteints de cirrhose hypertrophique biliaire de Hanot. Or, ce coefficient présente des oscillations considérables, puisque nous le voyons passer d'un minimum de 0.247, (notre obs. VI, 2ᵉ exp. n. XI), à un maximum de 1.253 (obs. de Roger, 18 avril) ; ces oscillations existent chez un même malade, puisque nous voyons le sujet de notre obs. VIII passer brusquement de 1.102 (exp. XXII) à 0.554 (exp. XXVI) le surlendemain ; le malade de M. Roger monte brusquement de 0.271 à 1.254 le lendemain pour retomber le troisième jour à 0.735.

Nous ne savons pas si de pareilles oscillations existaient chez la malade de M. Gilbert (obs. VII), n'ayant fait qu'une seule fois l'examen de sa toxicité urinaire.

En tout cas, chez notre malade de la salle Trousseau, (obs. VI), il n'existait pas de variations notables de la toxicité urinaire que nous avons trouvée constamment diminuée. Mais cette femme était depuis de longs mois au régime lacté absolu, et au repos presque absolu, ne quittant guère le lit. Or, si M. le professeur Bouchard a démontré que l'exercice au grand air rend les urines moins toxiques que la vie sédentaire, on peut supposer que le *repos prolongé*, en diminuant jusqu'au minimum les combustions organiques, doit à la longue diminuer également les déchets de cette combustion, une des sources importantes de l'auto-intoxication. Le repos prolongé peut, jusqu'à un certain point, être comparé à l'hibernation, et l'on sait que Raphael Dubois,(Soc. biologie 1889) a trouvé l'urine d'animaux hibernants peu toxique. D'autre part, cette femme réduisait aussi de par son régime lacté les produits d'auto-intoxication d'origine alimentaire.

Il nous paraît utile de rappeler ici que la maladie de Hanot se développe par une série de poussées successives séparées par des périodes d'accalmie. La malade de M. Gilbert et la nôtre se trouvaient dans une de ces périodes de calme, leurs urines étaient peu toxiques; le malade de M. Roger, au contraire, était à la période ultime de son affection, et notre malade homme était au summum d'une poussée d'ictère ; leurs urines étaient toxiques : en outre, le dernier était atteint au plus haut degré de cet appétit exagéré qui donne, dans certains cas, à la cirrhose hypertrophique biliaire, l'allure d'un véritable *diabète hépatique* (Hanot et Schachmann). Le maximum d'aliments permis par les règlements hospitaliers le satisfaisait à peine.

Les considérations qui précèdent nous semblent expliquer d'une façon satisfaisante pourquoi, dans la cirrhose hypertrophique biliaire, la toxicité urinaire est variable suivant la période de la maladie, l'appétit du malade, son régime alimentaire. Quant aux variations brusques d'un jour à l'autre, constatées chez deux malades par M. Roger et par nous-même, c'est là un fait qui ressort de nos expériences, mais dont nous ne saurions pour l'instant, établir le déterminisme immédiat d'une façon rigoureusement scientifique.

IV

FOIE CARDIAQUE.

Obs. IX (résumée).

Cette malade est une vieille femme atteinte depuis longtemps d'insuffisance mitrale, couchée salle Trousseau 47, à la Pitié, service de M. Gilbert.

Elle présente actuellement un gros foie descendant jusqu'à l'épine iliaque antéro-supérieure, un ventre ballonné, météorisé et un peu d'ascite.

Pas d'ictère.

Ses urines contiennent une très forte proportion d'urobiline, n albumine ni sucre.

Elle était au régime lacté et prenait 100 grammes de lactose par jour, jusqu'au moment où nous l'avons mise en expérience.

Pendant la durée des expériences, régime ordinaire de l'hôpital, et pas de médicaments.

Poids, 47 kgr.

Nous avons déterminé cinq fois la toxicité des urines de cette malade, trois fois nous avons pu injecter des quantités très considérables de liquide sans amener la mort immédiate de l'animal. Deux autres fois les animaux ont succombé et dans ces cas le coefficient urotoxique s'est trouvé très notablement abaissé.

1re *Expérience* (n° LXI). — 9 septembre. La malade a émis dans les vingt-quatre heures, 1.500 grammes d'urine, claire, acide. D. 1.015.

Un lapin de 1.680 gr. en reçoit dans les veines 220 gr., soit 130 gr. 95 par kg. Il ne meurt pas immédiatement, mais est trouvé mort le lendemain matin.

Le coefficient urotoxique dans ce cas est inférieur à 0.243.

L'animal présente une polyurie extrême, myosis progressif, pupilles absolument punctiformes et exophtalmie à la fin de l'expérience.

A ce moment la température est de 37°5. Convulsion généralisée. Détaché l'animal reste sur le flanc immobile, agité par instants de petites secousses convulsives; respiration haletante, hoqueteuse. La polyurie continue accompagnée de diarrhée. Une heure vingt après l'injection, au moment où on quitte le laboratoire, l'animal semble revenir un peu à lui; lorsqu'on le pousse du pied il fait deux ou trois pas en trébuchant. Trouvé mort le lendemain matin.

2° *Expérience* (n° LXIII). — 10 septembre. Un litre d'urine limpide, acide. D. 1.016.

Un lapin de 1.890 gr. en reçoit 210 cc., soit 111 cc. par kilog. et ne meurt que le 4° jour qui suit l'injection.

Dans ce cas le coefficient urotoxique est inférieur à 0.191.

3ᵉ *Expérience* (n° LXIX). — 15 septembre. Depuis cinq jours, la malade est au régime ordinaire de l'hôpital et sans médication aucune, elle émet 800 gr. d'urine claire, légèrement acide. D. 1.020.

Un lapin de 2.100 gr. meurt au 150ᵉ cc. ayant reçu 71 cc. 42 par kg.

Température de l'urine 20°.

Température initiale 30°,9, température terminale, 38°.

Coefficient urotoxique, 0.238.

Somnolence, coma, myosis, pupilles punctiformes avec exophtalmie extrême. Polyurie très abondante, une seule grande convulsion tétanique au moment de la mort. Respiration courte et fréquente tout le temps de l'expérience.

4ᵉ *Expérience* (n° LXX). — 16 septembre. 800 gr. d'urine un peu plus foncée, légèrement acide, D. 1.020.

Un lapin de 1.850 gr. meurt après en avoir reçu 96 cc., soit 51 cc. 89 par kg.

Température initiale, 39°,6, température terminale, 38°,2.

Le coefficient urotoxique est 0.328.

Mydriase avec exophtalmie intense à la fin. Convulsions partielles localisées principalement dans la patte postérieure gauche pendant la plus grande partie de l'expérience. Mort par arrêt de la respiration dans une grande convulsion terminale. Respiration ralentie, hoqueteuse vers la fin, pas d'émission d'urine.

5ᵉ *Expérience* (n° LXXII). — 17 septembre. 1.000 gr. d'urine, légèrement acide, claire, D. 1.015.

Un lapin de 2.100 gr. résiste à une injection de 208 cc. soit 99 cc.04 par kg.

Dans ce cas le coefficient urotoxique est inférieur à 0.214.

V.

Obs. X. — *Impaludisme chronique.*

Cout... (Alexandre), 43 ans, cordonnier entré le 8 septembre 1891, salle Magendie, n° 38, service de M. Hanot.

N'a pas connu sa famille.

Rougeole dans l'enfance, épistaxis fréquentes dans l'adolescence, a souffert beaucoup lors de la guerre de 1870, pendant huit mois de captivité en Saxe.

Au retour, il est allé en Algérie, et après deux ou trois mois de séjour a eu ses premiers accès de fièvre intermittente. Il avait au début plusieurs accès par jour, et il n'a été délivré de ces accès qu'au bout de deux ans.

Bien portant jusqu'à 36 ans. A cet âge, il s'engage au 2e régiment étranger et après quelques mois de séjour dans la province d'Oran part pour le Tonkin. Au bout de six mois, il reprend les fièvres. Les accès étaient moins forts qu'autrefois, mais s'accompagnaient de diarrhée et de vomissements. Il fut expédié à l'hôpital dans l'Annam. A ce moment le ventre et les jambes commencèrent à enfler, il avait un ventre énorme.

En avril 1888, il obtint un congé de convalescence et revint à Alger, il allait fort mal et resta alité toute la traversée.

Proposé pour la réforme, il revient en France en 1889. Il est alors nn peu mieux portant, mais a souvent le ventre et les jambes enflés. Il séjourne six mois à l'hôpital d'Orléans pour du rhumatisme.

En 1891 il passe quatre mois au Val-de-Grâce, jusqu'en juin. Il ne peut guère travailler sans être repris presque immédiatement par la fatigue et la maladie.

Actuellement, il n'a pas d'œdème du ventre ni des jambes.

Teint et conjonctives un peu décolorés.

Cœur un peu gros, 8-12-15, mais sans bruits anormaux.

Rien du côté de l'appareil de la respiration.

Peu d'appétit, digestions lentes.

La rate est très grosse, et descend jusque dans la fosse iliaque gauche. Le foie déborde les fausses côtes de trois travers de doigt. L'urine contient une quantité notable d'urobiline. La recherche de la glycosurie alimentaire a été négative.

Quoique l'impaludisme ait surtout porté sur la rate, il n'est pas douteux que le foie est aussi touché. La preuve en est dans l'ascite que le malade a présentée plusieurs fois, dans l'urobilinurie, dans l'hypertrophie du foie.

Il est en outre un phénomène intéressant à signaler : l'existence d'un épanchement intermittent dans la séreuse vaginale gauche.

On donne comme traitement trois granules de dioscoride avant chaque repas. Régime ordinaire. Vers le 17 septembre, le malade se

plaint de douleurs rhumatismales. Le poignet gauche est particulièrement pris.

Régime lacté, 4 grammes de salicylate de soude par jour.

Les douleurs continuent quelque temps. On recherche la toxicité
urinaire le 1er octobre. Le malade va mieux; on supprime après l'expérience le lait et le salicylate de soude.

Poids du sujet, 55 kgr.

Les jours suivants, régime 4 degrés et vin.

On fait trois nouvelles expériences.

La toxicité urinaire sous l'influence du régime lacté, et sans
doute, aussi grâce à l'action antiseptique du salicylate de
soude, était tombée à un taux infime, bien au-dessous de la
normale, lors de la première détermination.

Au contraire, après quelque sjours d'alimentation ordinaire,
nous voyons cette toxicité remonter brusquement et dépasser
la toxicité normale :0.630, 0.627, 0.647,tels sont les trois coefficients urotoxiques relevés dans ces conditions.

Il nous semble bien légitime de conclure de ces faits que
l'impaludisme a touché le foie de cet homme d'une façon bien
plus grave que ne pourrait le faire soupçonner le seul examen
clinique.

Si le foie n'était pas malade, serait-il insuffisant au bout
de six jours d'alimentation ordinaire, et laisserait-il passer
dans le sang la quantité considérable de poisons que nous
retrouvons dans l'urine? Evidemment non, et l'étude de la
toxicité urinaire, dans ce cas, nous explique fort bien pourquoi depuis de longs mois la vie de ce malheureux se partage
entre l'hôpital, où il épure son milieu intérieur, et le dehors,
où mal défendu par un foie insuffisant, il ne tarde pas à
s'auto-intoxiquer de nouveau et à retomber malade.

1e *Expérience* (n° LXXVII). — 1er octobre. Le malade est au régime
lacté depuis quelque temps, il prend en outre du salicylate de soude.
1.300 gr. d'urine légèrement acide, rouge foncé, D. 1023.

Un lapin de 1.800 gr. en supporte 240 cent. cubes sans mourir
immédiatement, soit 133 cc. 33 par kilogramme.

Température de l'urine 19,5.

Température initiale 39,8, température terminale 19,5.

2e *Expérience* (n° LXXXI). — 6 octobre. Le régime lacté a été supprimé depuis la dernière expérience (six jours). 4 degrès, pas de médicaments. 1 litre d'urine légèrement alcaline, D. 1.020.

Un lapin de 2.080 gr. succombe au 60e cent. cube ayant reçu 28 cc. 84 par kilg.

Température de l'urine 18°.

Température initiale 39,2, température terminale 38,3.

Coefficient urotoxique, 0,630.

Urines très convulsivantes, au début, un peu de mydriase ; puis myosis et exophtalmie à la fin de l'expérience. Pas d'émission d'urines, mort par arrêt de la respiration.

3e *Expérience* (n° LXXXII). — 7 octobre. Un litre d'urine légèrement alcaline, D. 1024.

Un lapin de 2.070 gr. meurt ayant reçu 60 cent. cubes, c'est-à-dire 28 cc. 98 par kilog.

Température de l'urine injecté 18°.

Température initiale 39,9, température terminale, 39,2.

Coefficient urotoxique, 0.627.

Expérience identique à la précédente.

4e *Expérience* (n° LXXXVI). — 1.200 gr. d'urine légèrement alcaline, jaune rouge, D. 1,021.

Un lapin de 1.930 gr. meurt après avoir reçu 65 cc. soit 33 cc., 67 par kilg.

Température de l'urine 17,5.

Température initiale 39,5, température terminale 38,4.

Coefficient urotoxique, 0.647.

Myosis léger, respiration accélérée, convulsions très violentes à 53 cent. cubes, mort à 65 cent. cubes par arrêt de la respiration.

Polyurie assez abondante pendant l'expérience.

N° de l'expérience	Date	Quantité d'urine des 24 h.	Toxicité urinaire 1	2	Observations
LXVVII	1 oct. 1891	1300			Le malade est au régime lacté depuis quelque temps. On a pu injecter à un lapin 133 cc. par kil. sans le tuer immédiatement. La mort n'est survenue que le lendemain.
LXXXI	6 oct. 1891	1000	28.84	0.630	Le régime lacté a été supprimé depuis le 1 oct. dernière expérience. Régime 4 degrés et vin.
LXXXII	7 oct.	1000	28.98	0.627	
LXXXVI	8 oct.	1200	33.67	0.647	

VI

TUBERCULOSE DU FOIE

Obs. XI (résumée).

Le nommé Piéch... Charles, 34 ans, journalier, entre le 16 juillet 1891, à la Pitié, salle Serres, 15, service de M. Gilbert, à cause d'un développement anormal de son ventre; il se plaint aussi de fièvre, d'affaiblissement, d'amaigrissement.

Rien à noter dans ses antécédents héréditaires.

Antécédents personnels. Bien portant dans l'enfance, a fait le métier de pêcheur jusqu'à 15 ans, puis est devenu journalier. A 19 ans, départ pour le régiment. Il passe cinq ans en Afrique, n'y a ni dysenterie, ni fièvre intermittente; à 20 ans, chancre du sillon balano-préputial n'ayant laissé aucune trace, et n'ayant été suivi d'aucun accident secondaire, pas de blennorrhagie. A 24 ans, au sortir du régiment, il reprend son métier de journalier; jamais de fatigues excessives sauf pendant quelques mois où il fait l'office de débardeur. Dès cette époque il boit environ trois litres de vin par jour, et le matin après un morceau de pain, deux ou trois petits verres d'eau-de-vie pure ou mélangée de cassis, parfois remplacée par du vin blanc.

Il est marié depuis cinq ans à une fille de phtisique, il en a eu un enfant mort à 14 mois d'accidents méningitiques. Depuis lors, sa femme a fait deux fausses couches, une de cinq mois, une de trois mois; elle est actuellement enceinte de huit mois et demi. Elle est faible, mais ne tousse pas, n'a pas craché de sang et paraît en bonne santé.

Il y a deux ans Piéch... a commencé à avoir le matin des pituites qui depuis trois ou quatre mois sont presque quotidiennes. Pas de crampes, pas de cauchemars nocturnes ; léger tremblement des mains.

Depuis quelques mois l'appétit est diminué pour tous les aliments, les digestions sont un peu pénibles, les selles régulières. En même temps est survenu de l'amaigrissement, un affaiblissement progressif et de la toux. C'est depuis six semaines que l'augmentation du ventre a été remarquée.

Etat actuel. — Le ventre est en effet extrêmement ballonné et il existe en outre un peu d'ascite. Quelques veines sous-cutanées abdominales sont un peu plus volumineuses qu'à l'état normal surtout du côté gauche, mais il n'y a pas de circulation collatérale à proprement parler.

Le thorax est amaigri, élargi à sa base ; on trouve au sommet droit des signes d'induration tuberculeuse occupant la fosse sous-claviculaire en avant, la fosse sus-épineuse en arrière.

En outre, il existe de la submatité et de la diminution des vibrations thoraciques aux deux bases.

La toux est assez fréquente, fatigante parfois, suivie d'expectoration muqueuse.

Rien au cœur.

Les vaisseaux sont athéromateux (radiales).

Appétit faible, digestion assez pénible, selles régulières, légèrement décolorées.

Urines assez abondantes, 1.500 gr. en moyenne.

Elles sont jaune citron.

La peau ne présente pas de teinte ictérique.

Enfin, il y a de la fièvre. Presque tous les soirs le thermomètre atteint 39°.

Pas de troubles nerveux ou psychiques.

La présence de fièvre vespérale, la coexistence d'une induration commençante du sommet droit, l'affaiblissement rapidement progressif, l'ensemble des troubles abdominaux, tout cela soigneusement pesé amène M. Gilbert à porter le diagnostic de tuberculose hépatique malgré l'existence d'antécédents alcooliques non douteux. Le malade du reste n'a pas l'aspect d'un cirrhotique vulgaire ; il n'en a, entre autres signes distinctifs, ni la teinte spéciale de la peau, ni l'ascite abondante, ni la circulation collatérale, ni les urines rares et foncées.

Le 20, à six heures du matin, on fait prendre au malade 200 gr. de sirop de sucre.

A 7 heures, la réduction est déjà légère.

A 8 heures, à son maximum.

A 9 heures, elle diminue.

A 10 heures elle diminue encore.

Le 23 nous faisons notre première détermination de la toxicité urinaire chez ce malade.

Les jours suivants, l'état du malade reste à peu près le même qu'à l'entrée ; du 26 au 29, délire tranquille assez accusé. Il a toujours la même fièvre irrégulière dépassant 39° le soir, pour retomber le matin vers 38° parfois même à 37° Une fois, la fièvre a présenté une inversion 39,1, le matin, 38,6, le soir.

Pendant les semaines qui suivent l'état du malade va s'aggravant, l'affaiblissement surtout qui fait des progrès rapides et l'intoxication de l'organisme s'accuse par un subdélire presque continuel. Cependant du 15 août au 8 septembre, la fièvre est un peu moins vive, elle oscille non plus autour de 39·, mais autour de 38·. A partir du 8 septembre elle devient tout à fait irrégulière.

En même temps, l'état du malade s'aggrave, son amaigrissement progresse encore, contrastant avec un météorisme extrême, la toux augmente, le délire revient plus tenace et plus marqué, enfin le malade meurt le 29 septembre.

Autopsie. — Noyaux tuberculeux atteignant jusqu'au volume d'une pistache et noyaux de bronchopneumonie dans le 1/3 superieur du poumon droit, adhérences pleurales à ce niveau, fausses membranes et tubercules sur la plèvre interlobaire.

Un demi litre environ de sérosité dans la plèvre.

Poumon gauche : tubercules disséminés au sommet, très espacés.

La partie importante était l'examen de la cavité abdominale.

Celle-ci contenait 4 litres de sérosité claire, jaune verdatre, très fluide.

Sur le foie, l'estomac, le côlon transverse, une foule de petits tubercules atteignant le volume d'une tête d'épingle. On en trouve aussi sur le péritoine pariétal qui est épaissi et se laisse détacher de la paroi. Il existe des fausses membranes sur l'intestin grêle, le côlon ascendant et descendant, tout cela est récent et contemporain de l'éruption tuberculeuse, c'est-à-dire des derniers jours du malade.

Le grand épiploon très épaissi (1 cent. dans certains endroits) est rétracté et encapuchonne la rate, celle-ci est normale.

Les reins sont congestionnés.

Le péritoine sushépatique est épaissi, peu adhérent.

Le foie est gras, il pèse 2.100,

M. Gilbert en a fait l'étude histologique.

. En voici le résumé : les espaces fortes sont infiltrés de cellules rondes. Le pôle périphérique des travées hépatiques est infiltré de grosses gouttelettes graisseuses. Dans le reste de leur étendue, les travées hépatiques sont le siège d'une multiplication cellulaire très active. Aux cellules hépatiques normales se sont substitués de petits éléments pauvres en protoplasma, à noyaux vivement teintés par le carmin et l'hématoryline. De petits îlots parenchymateux cependant subsistent qui offrent des caractères histologiques normaux. Le foie est donc atteint de dégénérescence graisseuse et d'hépatite parenchymateuse diffuse. Il ne contient pas de tubercules. Coloré par la méthode d'Ehrlich il ne montre point le bacllles de Koch.

Nous avons fait douze fois la détermination de la toxicité urinaire chez ce malade, durant un espace de temps de deux mois, du 23 juillet au 23 septembre. Dans toutes les expériences sauf une, nous avons trouvé la toxicité urinaire augmentée, et dans ce cas, la diminution était peu marquée 0.400, et s'expliquait d'elle-même par l'état du malade.

Nous ne rapporterons pas en détail nos onze expériences, pour ne pas allonger outre mesure cet article. Nous nous contenterons de rappeler celles qui sont les plus probantes.

Nous avons fait trois expériences, alors que le malade ne

prenait aucun médicament, et était au régime habituel de l'hôpital, deux degrés et vin, pour avoir d'une façon absolument sûre la physionomie de la toxicité urinaire chez lui Ce sont les expériences III, IV et V.

Le poids du malade était alors 74 kilog.

1e *Expérience* (n° III). — 25 juillet 1891. Le malade a émis 2.575 cent. cub. d'urine contenant 15 gr 97, d'urée et 1 gr. 40 de potasse pour les 24 h.

Un lapin de 2100 gr. meurt ayant reçu 55 cent. cubes, soit 26 cc, 19 par kg.

Température de l'urine injectée 21°.

Température initiale 39,5, température terminale 38,5. Coefficient urotoxique 0.812.

Dès 15 cent. cub. myosis; à 18 cent. cub. émission d'urine. Contractions convulsives généralisées dès le 35e cent. cub. Les convulsions sont extrêmement violentes. Respiration saccadée, dyspnéique.

2e *Expérience*. (n° IV.) — 26 juillet Le malade a émis deux litres d'urine jaune foncée, très légèrement alcaline.

Un lapin de 1890 gr. est mort ayant reçu 54 cent. cub. soit 28cc. 57. par kg.

Température de l'injection 22°.

Température initiale 39,5, temp. terminale 38,5.

Coefficient urotoxique 0.945.

Mêmes phénomènes que dans l'expérience précédente, mais pas d'émission d'urines, première convulsion au 21e cent. cube, deuxiéme très forte au 42e cent. cub., mort dans une convulsion tétaniforme.

3e *Expérience*. (n° V). — 28 juillet. Le malade a émis 1800 gr. d'urine.

Un lapin de 2000 gr. meurt au 64e cent. cube ayant reçu 32 cent. cubes par kg.

Coefficient urotoxique, 0.760.

Myosis rapide, premiers mouvements convulsifs à 19 cent. cub., respiration saccadée dès lors et accélérée. Emission d'urine à 25 cent. cub. Mort dans une convulsion généralisée par arrêt de la respiration. Le cœur continue pendant quatre minutes à donner des pulsations complètes.

A la suite de cette série d'expériences l'hypertoxicité des urines étant bien établie, on soumet le malade à l'antisepsie intestinale par le benzoate de naphtol, afin de juger de la part de l'intoxication d'origine intestinale dans cette hypertoxicité. Le benzoate de naphtol est donné à la dose de 3 gr. par jour. Après huit jours de traitement on fait les expériences suivantes.

4ᵉ *Expérience* (nᵒ XVII). — 5 août. Le malade a émis 2750 gr. d'urine jaunâtre. D. 1011.

Un lapin de 1920 gr. meurt au 135ᵉ cent. cube, ayant reçu par kil. 70 cc 31.

Température de l'urine 20·

Température initiale 39,7. temp. terminale 37, 5.

. Coefficient urotoxique 0,528.

Somnolence. Coma. Myosis très accentué, convulsions de temps à autre. Mort par arrêt de la respiration dans une convulsion finale très violente.

5ᵉ *Expérience* (nᵒ XVIII). — 6 août. Le malade a émis 1800 gr. d'urine D. 1012.

Injectée à la température de 20° à un lapin de 1990 gr. elle le tue à la dose de 80 cent. cub., soit 40 cc., 20 par kg.

Température initiale 39,12. temp. terminale 37.5

Coefficient urotoxique 0.605.

. Somnolence entrecoupée de quelques convulsions. Myosis très accentué, mort dans une convulsion généralisée.

Les deux expériences précédentes établissent bien le rôle de l'auto-intoxication d'origine intestinale dans l'espèce, puisque nous voyons sous l'influence du benzonaphtol le coefficient urotoxique descendre de 0,839 (moyenne des trois premières expériences) à 0,566 (moyenne des deux dernières).

Nous ne rapportons pas les autres expériences faites avec les urines de ce malade; nous nous contentons de les grouper dans le tableau suivant.

N° de l'expérience	Date	quantité d'urine des 24 h.	Toxicité urinaire 1	2	Observations
I	23 juillet	2350	48cc91	0,649	Régime : 2 degrés et vin Traitement : 1 g. caféine 0 g. 20 gaïacol
II	24 juillet	1500	42cc61	0,476	Le malade n'a pas pris de caféine. On suspend tout traitement.
III	25 juillet	1575	26cc19	0,812	Régime 2 degrés et vin.
IV	26 —	2000	28cc57	0,945	»
V	28 —	1800	32cc	0,760	»
VI	29 —	?	26cc		
XVII	5 août	2750	70cc31	0,528	Depuis 7 jours pleins antisepsie intestinale avec benzoate de naphtol 3 g. par jour.
XVIII	6 —	1800	40cc20	0,605	Antisepsie intes-intestinale
XXIX	11 —	3000	L'animal a reçu 73cc17 par kil. lorsqu'un accident interrompt l'expérience.		Le malade est au régime lacté absolu combiné à l'antisepsie intestinale.
XLII	20 —	1700	41cc04	0.559	2 degrés et vin. Depuis quelques j. 4 g. d'hyposulfite de soude 30 gr. de sirop de codéine.
XLIX	27 —	1350	32cc07	0,568	Même régime. Même traitement
LXXV	23 sept.	1500	50	0,405	Malade dans un état très grave. Mort quelques jours plus tard

On peut voir que chez ce malade la toxicité urinaire a toujours été augmentée malgré l'antisepsie intestinale et l'hyposulfite de soude. De plus les coefficients urotoxiques des dernières expériences sont certainement au-dessous de la vérité, car nous avons supposé pour les établir que le malade pesait encore 74 kgr. comme au début de nos expériences, et il avait beaucoup maigri. Seule la dernière expérience nous a donné un coefficient urotoxique un peu moindre, mais celle là a été faite presque immédiatement avant la mort.

Obs. XII.

Jeune fille de 16 ans, soignée dans le service de M. Hanot, salle Grisolle nº 9, pour une tuberculose hépatique à laquelle elle succomba.

Notre ami, M. Létienne (1), interne du service a bien voulu nous remettre la note histologique suivante :

La topographie générale du foie est complêtement modifiée ; cela tient surtout à la présence de foyers de congestion intense et même d'apoplexie qui ont désagrégé toute la partie centrale des lobules donnant l'aspect des foies cardiaques. En ces points les cellules hépatiques sont réduites à un mince reticulum enfermant dans ses mailles des amas compacts de globules rouges. Il ne reste donc qu'une zone de trabécules hépatiques entourant les espaces portes Mais là encore le parenchyme est profondément dégénéré, et présente une surcharge adipeuse extrêmement marquée des cellules. Celles-ci ne sont pas chargées de granulations pigmentaires. Les espaces portes sont marqués par une infiltration embryonnaire très abondante. Il n'y a pas de tissu conjonctif dense comme dans la sclérose ancienne. En certains points les espaces portes sont réunis les uns aux autres par des traînées continues de noyaux au milieu desquelles on distingue nettement des canalicules biliaires et les vaisseaux périlobulaires.

On ne rencontre pas dans les coupes de nodules tuberculeux ; l'as-

---

(1) Nous sommes heureux de remercier M. Létienne de l'obligeance avec laquelle il a facilité nos recherches dans le service de M. Hanot.

4

pect de ce foie est tout à fait semblable à celui qu'on rencontre dans la tuberculose hépatique infantile diffuse.

Nous avons fait six fois la détermination de la toxicité des urines de cette malade. Malheureusement la diarrhée était presque continuelle, et nous avons eu une seule fois la certitude absolue d'avoir la totalité des urines des 24 heures. L'impression qui nous est restée de nos expériences est que la toxicité urinaire est augmentée dans ce cas, mais pas dans les proportions que nous avons vues dans la cirrhose alcoolique atrophique.

Voici le compte rendu de l'expérience qui ne nous laisse aucun doute.

6e *Expérience* (n° LXXXVII) — 9 octobre. La malade a émis dans les 24 heures 2500 gr d'une urine jaune pâle, neutre, D. 1016.

Cette urine injectée à 17° 5 à un lapin de 1750 gr. le tue au 195e cent. cub, soit 111 cc. 42 par kg.

Température initiale 39,5 temp. terminale 37°.

Coefficient urotoxique 0,498.

Somnolence tout le temps de l'expérience. Contraction très lente et progressive de la pupille. Pas d'émission d'urine. Pas d'autres troubles que ceux de la respiration, qui au début superficielle et assez rapide, devient à la fin de l'expérience dyspnéique, rapide et assez profonde. Mort dans une petite convulsion terminale.

Je dois ajouter que dans aucune de ces six expériences les convulsions n'ont été bien vives. Les réactions des animaux ne semblaient pas indiquer des urines fortement toxiques. Les quantités nécessaires pour tuer un kg d'animal ont été successivement 93cc 08 (exp. XXXV, 19 août), 98 cc. 68 (exp. XL 20 août), 50 cc. (exp. XLIV, 26 août), et 45 cc. (exp, XLVII. 27 aout).

Dans l'expérience XXXIV (le 18 août) nous avons injecté 50 cc. 89 par kg à un lapin de 1670 gr. qui n'a présenté pendant l'injection que de la somnolence et de la polyurie; mort d'infection trente six heures après l'expérience.

Obs. XIII.

Malade du service de M. Gilbert à la Pitié, présentant très proba-
blement un foie gras tuberculeux.

L'épreuve de la glycosurie alimentaire était négative chez elle.

Nous ne tirerons pas de conclusions de ce fait ; la malade ayant
quitté l'hôpital et ayant été perdue de vue.

Ses urines étaient très peu toxiques.

1re *Expérience* (n° VII). — 30 juillet. 1891. — 1150 gr. d'urine limpide, jaune clair, légèrement acide.

Un lapin de 2,200 gr. meurt après en avoir reçu 275 cc. soit
125 cc. par kg.

Coefficient urotoxique 0,230.

Myosis dès le 20e cc. à maximum rapidement obtenu, persistant
jusqu'à la mort précédée d'exophtalmie. Polyurie, diarrhée abondante. Convulsions à la fin de l'expérience seulement. Mort par arrêt
de la respiration, le cœur continue à battre 4 minutes après l'ouverture du thorax.

2e *Expérience* (n° VIII). — 31 juillet. — 1100 gr. d'urine jaune clair
légèrement acide.

Un lapin de 1850 gr. meurt après en avoir reçu 165 cc., soit
89 cc. 18 par kg.

Température initiale 39° 1. Température terminale 36° 8.

Coefficient urotoxique 0,307.

Polyurie, diarrhée, exophtalmie, somnolence et coma. Convulsions
terminales seulement.

3e *Expérence* (n° XII). — 1er août. — 1,100 gr. d'urine légèrement
acide, limpide, contenant 24 gr. 01 d'urée et 1 gr. 085 de potasse pour
les 24 heures. Vu le peu de toxicité de cette urine on la réduit à moitié de son volume par évaporation au bain marie. D. de l'urine ainsi
réduite 1026.

Un lapin de 1660 gr. meurt après avoir reçu 78 cc., soit par kg.
46 cc. 98 $\times$ 2 $=$ 93 cc. 96.

Coefficient urotoxique 0.372.

Myosis progressif mais bien accentué ; exophtalmie à la fin de
l'expérience. Polyurie, somnolence, coma, mort par arrêt de la respiration dans une convulsion tétaniforme.

4e *Expérence* (n° XIII). — 2 août. — Un litre d'urine contenant 22 gr. 05 d'urée et 0 gr. 742 de potasse ; claire, limpide, légèrement acide, D. 1016.

Injectée à la température de 20 degrés à un lapin de 1860 gr. qui meurt ayant reçu 128 cc., soit 68 cc. 81 par kg.

Température initiale 40°1, température terminale 37°,5.

Coefficient urotoxique 0,363.

Myosis progressif, n'est bien prononcé qu'après 50 cc. exophtalmie à la fin de l'expérience, l'animal urine abondamment dès 35 cc.

Somnolence et coma, mort par arrêt de la respiration dans une convulsion.

5° *Expérience* (n° XV). — 4 août. — 1150 gr. d'urine.

Un lapin de 2130 gr. en reçoit 205 cc. et meurt, soit 96 cc. 24 par kg.

Température de l'injection 20°.

Température initiale 39°5, température terminale 36°9.

Coefficient urotoxique 0,298.

Mêmes phénomènes que dans les expériences précédentes.

N° de l'ex- périence —	Date —	Quantité d'urine des 24 h.	Toxicité urinaire 1 —	2	Observations
VII	30 juillet	1150	125	0.230	
VIII	31 juillet	1100	89:18	0.307	
XII	1 août	1400	93.96	0.372	
XIII	2 août	1000	68.81	0.363	
XV	4 août	1150	96.24	0.298	

VII

ICTÈRE PAR RÉTENTION.

Obs. XIV. — *Lithiase ancienne. Ictère chronique.*

Il s'agit d'une vieille femme couchée salle Grisolle, n° 1, service de M. Hanot. Nous avons déterminé avec soin sa toxicité urinaire à diverses reprises.

Cette malade, âgée de 68 ans, était lithiasique de longue date. Depuis longtemps ses selles étaient quasi décolorées et elle présentait au moment où nous l'avons observée un ictère très foncé, presque noir.

Foie un peu gros, non douloureux à la pression, pas de fièvre, pas de signes d'infection biliaire en un mot.

La recherche de la glycosurie alimentaire était positive chez elle.

Son poids au moment des expériences 45 kgs.

1re *Expérience* (n° XXXVII). — 18 août. — La malade a émis trois litres d'urine brune, légèrement acide, D. 1022 contenant 21 gr. 35 d'urée pour les 24 heures.

Un lapin de 1870 gr. meurt au 95e cc., ayant reçu 50 cc. par kil.

Température de l'injection 20 degrés.

Température initiale 39°7, t. terminale 38° 2.

Coefficient urotoxique 1,312.

Polyurie commence à 15 cc., l'animal urine une seconde fois abondamment. Myosis très accusé. Somnolence et torpeur traversées par quelques mouvements de défense. Vers 60 cc. se montrent des convulsions localisées dans les muscles peauciers d'abord, puis dans les membres. Première attaque convulsive généralisée à 82 cc., dernière attaque et mort par arrêt de la respiration à 95 cc.

2° *Expérience* (n° XXXIII). — 19 août. — 2600 gr. d'urine vert foncé légèrement acide. D. 1020.

Injectée à 20° à un lapin de 1670 gr., elle le tue au 110e cc., soit à la dose de 65 cc. 86 par kg.

Température initiale 39°9, température terminale 37° 5.

Coefficient urotoxique 0,877.

Pas de réaction pupillaire. Légère polyurie.

Somnolence et coma, respiration de plus en plus lente *jusqu'à* 12 *par minute*. Le cœur se ralentit aussi ; mort par arrêt de la respiration. Après l'ouverture du thorax le cœur continue à battre, mais il est manifestement ralenti.

3e *Expérience* (n° XXXIX). — 20 août. — 2400 gr. d'urine vert foncé, légèrement acide, D. 1019.

Injectée à la température de 19.5 à un lapin de 1520 gr., elle le tue au 160e cc. soit 105 cc. 26 par kilog.

Pas d'émission d'urines, mais légère émission de matières fécales. Le myosis apparaît très lentement et n'est bien prononcé qu'à partir de 100 cc. Somnolence durant toute l'expérieuce, la sensibilité paraît très émoussée. Les réflexes cornéens sont abolis à partir de 100 cc.

Dès le début la respiration devient très superficielle, puis dans les dernières minutes se ralentit jusqu'au chiffre extraordinaire de 4 à la minute. Pas de convulsions, sauf une secousse terminale peu marquée.

4e *Expérience* (n. XLVI). — 27 août. — Deux litres d'urine jaune sombre, légèrement acide. D. 1016, contenant 25 gr. 20 d'urée pour les 24 heures.

Un lapin de 1760 gr. meurt au 118e cc., c'est-à-dire ayant reçu 67 cc. 04 par kilog.

Température initiale 39°2, température terminale 38°.

Coefficient urotoxique 0.662.

Myosis peu prononcé, et très lent. Polyurie. Somnolence. Quelques mouvements convulsifs; respiration ralentie dans les dernières minutes, mort par arrêt de la respiration.

5e *Expérience* (n. LII). — 1er septembre. — Deux litres d'urine verdâtre, légèrement acide, D. 1018, contenant 22 gr. 68 d'urée.

Injectée à 21,5 à un lapin de 1750 gr. qui meurt à 145 cc. ayant reçu par conséquent 32 cc., 85 par kil.

Température initiale 39°9, température terminale 37°4.

Coefficient urotoxique 0.536.

6e *Expérience* (n. LIV). — 1 septembre. — un litre d'urine verdâtre, très légèrement alcaline, D. 1018 contenant 10.08 d'urée.

Injectée à 21.5 à un lapin de 1700 gr. qui meurt au 70e cc.; soit 41 cc. 17 par kg.

Température initiale 39.3, température terminale 38.5.

Coefficient urotoxique 0.539.

7e *Expérience* (n. LIV). — 3 septembre. — 2500 gr. d'urine neutre, D. 1013, contenant 25 gr. d'urée.

Injectée à 20.5 à un lapin de 2150 gr. qui succombe au 165e cc. ayant reçu 76 cc. 74 par kilog.

Température initiale 39.2, température terminale 37.6.

Coefficient urotoxique 0,723.

Nous n'avons pas rapporté le détail des expériences LII, LIII et LIV pour abréger un peu le compte rendu. Les urines dans ces trois expériences étaient narcotiques, mais n'agissaient pas sur la respiration, comme celles des quatre premiers essais.

N° de l'expérience	Date	Quantité d'urine des 24 h.	Toxicité urinaire 1	2	Observations
XXXII	18 aout 91	3000	50cc80	1.312	Ictère noir.
XXXIII	19 —	2600	65 86	0.877	
XXXIX	20 —	2400	105 26	0.506	
XLVI	27 —	2000	67 04	0.662	
LII	1 sept.	2000	82 85	0.536	
LIII	2 —	1000	41 17	0.539	
LIV	3 —	2500	76 74	0.723	

Nous ne saurions dire pourquoi la malade a eu le 18 août (1ʳᵉ expérience) de la diurèse et une décharge toxique si marquée, les détails de son observation ayant été égarés par mégarde. Cependant un fait bien net ressort de nos nombreuses expériences, c'est l'hypertoxicité de cette urine, et en même temps son action si remarquable sur la respiration et le cœur.

Obs. XV. — *Colique hépatique. Ictère par rétention.*

La veuve Delp.... 66 ans entre pour une jaunisse, salle Trousseau, n° 43, service de M. Gilbert, le 4 septembre 1891.

Cette jaunisse est consécutive à une violente attaque de coliques hépatiques datant du 30 août.

Cette femme prétend n'avoir jamais été malade avant 1885. A cette époque, à la suite de chagrins, elle eut pour la première fois des coliques hépatiques et un ictère qui dura deux mois.

En juillet 1891, nouvelle attaque de coliques hépatiques avec ictère très marqué. Elle fut soignée de ce fait dans le service et guérit rapidement.

Le 30 aout, nouvel accès qui l'amène à nous.

Ictère généralisé, pas très foncé, selles décolorées, urines acajou.

Foie gros, tuméfié, douloureux, débordant de deux travers de doigt sur la ligne mamelonnaire.

L'urée monte à 17 gr. 65 par litre.

La quantité d'urine est normale.

Régime lacté les premiers jours, puis deux degrés.

L'ictère disparaît peu à peu.

La malade sort guérie le 19 septembre.

Elle avait quitté le régime lacté lorsque nous l'avons mise en expé-rience, son poids était alors de 54 kgs.

Nous avons recherché la toxicité urinaire cinq fois chez elle.

1re expérience (n° LIX). — 9 sept. 1891 La malade a émis 1400 gr. d'urine légèrement acide, jaune. D. 1018.

Injectée à un lapin de 1750 gr., elle le tue au 200e cent. cube, soit 114,28 par kg.

Température initiale 39,8. t. terminale 37,8. Coefficient urotoxique 0,226.

Somnolence, myosis, mort dans une convulsion par arrêt de la respiration.

2e expérience (n° LXII) — 10 sept. — 1250 gr. d'urine jaune, acide. D. 1017.

Elle est injectée à 22,5 à un lapin de 1650 gr. L'animal supporte sans mourir 228 cent. cubes, c'est-à-dire 138,18 par kg.

Au moment où on arrête l'injection faute de liquide sa température est 36,5, température initiale 39,5.

Somnolence, deux petites attaques convulsives à 50 cent. cub. et à 150 cent. cub. Polyurie extrêmement abondante et diarrhée. Pupilles progressivement rétrécies, absolument punctiformes à la fin de l'expérience, pas d'exophtalmie. Détaché l'animal tient sur ses pattes et fait un pas ou deux si on le pousse ; il reste debout, haletant, mais son oppression diminue assez vite, il reste somnolent. La diarrhée et la polyurie continuent après l'expérience. Trouvé mort le surlende-main matin.

3e expérience. — (n° LXVII) — 15 sept — Un lapin de 2000 gr. reçoit 171 cc. d'urine et meurt, ce qui revient à 85 cc.,50 par kilog.

Température de l'urine injectée 20°

Température initiale 39,8 ; t. terminale. 37,7. Les urines de ce jour étaient jaune verdâtre, D. 1014. légèrement alcalines. Leur quantité exacte n'a pas été connue à cause d'un peu de diarrhée.

4e expérience (n° LXVIII) — 16 sept. — 2 litres d'urine jaune ver-dâtre, acide. D. 1015 Injectée à 20° à un lapin de 2.200 gr, elle le tue au

180ᵉ cent. cube, soit 81 cc. 81 par kg. Température initiale 39.6, t. terminale 37.5.

Coefficient urotoxique 0,452.

Somnolence, pupilles normales, exophtalmie, polyurie abondante.

5ᵉ *expérience* — (nᵒ LXXIII) — 17 sept. — 2.300 gr. d'urine jaune verdâtre, légèrement acide, D. 1015. Un lapin de 2.400 gr. en reçoit sans succomber 210 cent. cub., soit 87 cc. 50 par kg.

Température initiale 39,6. T. terminale 36,5.

Somnolence, respiration haletante, myosis progressif. Sitôt détaché l'animal urine abondamment à plusieurs reprises. Il se tient encore sur ses pattes. Mort le 5ᵉ jour après l'injection.

En résumé, les urines chez cette malade étaient si peu toxiques que trois fois sur cinq on n'a pas pu déterminer exactement le coefficient urotoxique. Il eut fallu, pour le faire, évaporer l'urine à moitié de son volume. Les deux autres fois les coefficients ont été d'abord 0,226; puis (exp. LXVIII) 0,452, c'est-à-dire inférieurs à la normale.

Ce coefficient 0,452, beaucoup supérieur aux autres, s'explique par la diarrhée dont la malade avait souffert la veille. Nous avons, à maintes reprises, dans le cours de nos recherches, fait cette remarque que le coefficient urotoxique abaissé pendant la période diarrhéique, s'élève le lendemain du jour où la diarrhée cesse.

VIII

ICTÈRES INFECTIEUX.

Obs. XVI. — *Ictère catarrhal.*

Vas... (Émile), 33 ans, typographe, entre le 4 août 1891, salle Magendie 37, service de M. Hannt.

A eu la rougeole dans son enfance, la syphilis il y a 8 ans, chancre, roseole, plaques muqueuses. Il s'est assez peu soigné, mais n'a plus rien eu depuis. Ictère catarrhal datant de 15 jours à étiologie inconnue.

Sous l'influence de quelques purgatifs et du lait son état s'améliore rapidement. Il sort guéri complètement, le 7 septembre.

Quand nous avons déterminé sa toxicité urinaire il mangeait un degré et prenait du lait, pas de médicaments.

Poids 62. kg.

1re *Expérience*. (n. XX). — 8 aout 1891 — 1250 gr. d'urine ictérique foncée, neutre, D. 1023, contenant 20 gr. 81 d'urée, beaucoup de pigments biliaires, un peu d'albumine, pas de sucre malgré l'absorption de 200 gr. de sirop de sucre.

Injectée à la température de 20· à un lapin de 1610 gr. qui meurt au 22e cent. cube, ayant reçu 13 cc, 66 par kg.

Température initiale 39,5, t. terminale 37.5.

Coefficient urotoxique 1.475.

Urine très convulsivante et amenant une dyspnée marquée, myosis vers 10 cc. mydriase à 18 cc. et exophtalmie terminale.

2e *Expérience* (n° XXIII). — 9 août — 2175 gr. d'urine jaune foncé, moins ictérique, neutre, D. 1020.

Un lapin de 2080 gr. succombe au 110e cent. cube soit à 52 cc, 88 par kg.

Température de l'injection 20°.

Température initiale 39,2, t. terminale 37·7.

Coefficient urotoxique 0,664.

Somnolence. Myosis, la respiration très troublée, ralentie, superficielle, semble par instants devoir s'arrêter ; légère émission d'urine ; convulsion terminale.

3e *Expérience*. (n. XXIV) — août. — L'ictère diminue. 1700 gr. d'urine neutre. D. 1022.

Un lapin de 2140 gr. meurt au 160e cent. cube. ayant reçu 74 cc, 79 par kg.

Température de l'injection 21°.

Température initiale 39°2, t. terminale 37°7.

Coefficient urotoxique 0,360.

Somnolence. Coma. Myosis, respiration haletante au bout de 30 cent. cubes.

4ᵉ *Expérience.* (n· XXVII) — 11 août 1891 — 2250 gr. d'urine jaune foncé, légèrement alcaline, D. 1021, ne contenant plus ni albumine ni pigments biliaires, ne contenant pas non plus de sucre bien que le malade ait à nouveau pris 200 gr. de sirop de sucre.

Un lapin de 1640 gr. succombe au 51ᵉ cent. cub. soit à 31 cc,09 par kg. avec une température de 38.8. Température de l'injection 21°.

Coefficient urotoxique 1.167.

Urines convulsivantes. Myosis.

Nº de l'ex-périence	Date	Quantité d'urine des 24 h.	Toxicité urinaire		Observations
			1	2	
X	8 août 1891	1250	13.66	1.475	Essai infructueux de provoquer la glycosurie alimentaire
XXIII	9 —	2175	52.88	0.664	
XXIV	10 —	1700	74.76	0.368	
XXVII	11 —	2250	31.09	1.167	Nouvel essai infructueux de provoquer la glycosurie alimentaire.

Nous croyons très important de faire remarquer que, chez ce malade, l'ingestion de 200 gr. de sirop de sucre, tout en ne produisant pas la glycosurie alimentaire, a amené une augmentation considérable de la toxicité urinaire. Il semble que la cellule hépatique ait consacré tout son effort à arrêter au passage cet excès subit de glucose et soit par là restée impuissante vis-à-vis des toxiques.

En outre, nous retrouvons dans ces expériences l'action toute spéciale sur la respiration que nous avons déjà notée avec soin dans l'observation XIV. Cette action semble spéciale aux urines chargées d'une façon notable de pigments biliaires. Elle a été jusqu'ici moins remarquée en clinique que l'action sur le pouls dont le ralentissement dans l'ictère est classique. C'est un point que nous notons.

Nous rappelons que M. le Professeur Bouchard a déjà fait voir que, dans certains cas, les urines ictériques peuvent être très toxiques (voy. Leçons sur les auto-intoxications, p. 89 et suiv.).

Nous trouvons aussi dans la thèse de Roger des exemples bien étudiés de la variation de la toxicité urinaire chez différents ictériques.

Obs 8. Lithiase biliaire ; ictère catarrhal. Pas de glycosurie alimentaire. Urines peu toxiques.

Les coefficients urotoxiques calculés d'après les chiffres fournis par Roger ont été successivement dans ces cas 0.295 (exp : CLXII) et O 216. Ils sont absolument comparables à ceux que nous a fournis à nous même notre obs. XV.

Dans l'observation 10 : Ictère par lithiase, passage du sucre dans l'urine, toxicité considérable de l'urine, nous trouvons, d'après les chiffres fournis par Roger, pour coefficients successifs 0,960 (exp : CLXVI) et 1,020 (exp : CLXVII).

Dans l'observation 11 : Ictère catarrhal, dilatation de l'estomac, hypertrophie du foie, Roger signale une toxicité considérable de l'urine cinq fois sur six expériences.

Dans l'observation 12 : Ictère, passage du sucre dans l'urine, puis crise urinaire, amélioration, absence dans l'urine du sucre ingèré, guérison ; la toxicité urinaire peu marquée au début augmente brusquement au moment de la crise pour redevenir normale ensuite.

C'en est assez pour démontrer que nos observations concordent de tout point avec celles de MM. le professeur Bouchard et Roger.

Obs. XVII (1)

Schm... (François), 29 ans, charpentier en fer, fait une chute de la hauteur du deuxième étage. Il tombe sur les mains et les pieds, les genoux pliés et se relève sans perte de connaissance, sans douleurs, sans fractures. Le lendemain, un malaise général le force à quitter son travail ; le surlendemain il est obligé de garder le lit, la jaunisse survient et il crache du sang.

---

(1) Ce malade a été l'objet d'une leçon clinique de M. le professeur Peter.

Entré le 7 novembre à l'hôpital Necker, salle Laennec 27, service de M. le professeur Peter, sept jours après l'accident.

C'est un homme robuste, ayant quelques habitudes alcooliques (absinthe), pas de maladies antérieures. La jaunisse est généralisée, très foncée, l'aspect est semblable à celui d'un typhique. Les lèvres et la langue sont agitées, tremblotantes, la langue est rôtie, couverte d'un enduit noirâtre, rouge sur les bords. Mis debout, le malade marche difficilement et titube ; la parole est hésitante, on a de la difficulté à obtenir des réponses, par suite de la stupeur qui remplace ce matin le délire violent de la nuit.

Le malade se plaint de douleurs généralisées qu'il ne peut définir.

Il a le ventre ballonné, l'estomac dilaté, l'hypochondre droit légèrement douloureux, le foie mesure 11 cent. sur la ligne axillaire. Un lavement a amené une selle décolorée, complètement semblable à du mastic.

Rien au cœur ; pouls faible, dicrote, 76. Respiration dyspnéique, crachats sanglants, mais rien que des râles sibilants et ronflants à l'auscultation.

Rien dans les autres organes. Urines abondantes.

T. m. 36°. Traitement. Bains. Potion de Todd.

Le 9 novembre (neuvième jour après l'accident), la température monte à 38°,6 le matin. P. 100.

Le malade est couvert d'une éruption généralisée scarlatiniforme, sauf sur quelques plaques au dos et à la poitrine où elle a l'aspect rubéolique. L'éruption se présente sous forme de larges plaques confluentes, limitant des espaces plus petits de peau saine. En d'autres endroits, disséminés au dos et à la poitrine, l'éruption est plutôt boutonneuse, légèrement acuminée. Les taches sont d'une teinte rouge-orangé par suite de leur superposition sur le fond jaune de l'ictère. La teinte safranée de la peau apparaît intacte dans les intervalles. Les taches s'effacent sous le doigt, mais sont plus tenaces aux membres inférieurs où elles ressemblent à des pétéchies.

Le foie, augmenté de volume, mesure aujourd'hui 13 cent.

Au cœur apparaît un souffle systolique de pointe, d'origine mitrale.

L'aspect du malade est toujours le même, celui d'un typhique.

Le délire et l'insomnie persistant, on donne 1 gramme de sulfonal les jours suivants.

Le 10. Même état. T. 39.4.

Durant les cinq jours qui suivent, légère amélioration dans l'état général du malade.

L'ictère diminue un peu, l'éruption semble avoir produit un effet sédatif.

Nous déterminons deux fois à cette période la toxicité urinaire, le 13 et le 14.

Au cœur, le souffle mitral du premier temps est plus fort et plus net.

Le 15. La desquamation se fait par squames étendues comme dans la scarlatine.

Le malade reste faible, abattu. Il maigrit dans des proportions considérables, absolument comme après une fièvre typhoïde. La température se relève encore parfois jusqu'à 38,6 et 39.

Le souffle systolique de pointe est de plus en plus accusé, il se propage à la ligne de l'aisselle.

Le 25. Insuffisance mitrale bien caractérisée. Desquamation non terminée encore.

Le foie est revenu à 11 centimètres de dimensions sur la ligne mamelonnaire.

La convalescence n'est pas encore bien franche.

1re *expérience* (n° XCVI), 13 novembre 1891. — Le malade pèse 60 kilogr. Il a émis 2,400 grammes d'urine légèrement acide, jaune brun, D. 1.012, contenant 31 gr. 44 d'urée et de l'urobiline en notable quantité.

Elle est injectée à 20° à un lapin de 1780 qui supporte sans mourir 200 cc., soit plus de 112 cent. cubes par kilogr.

Température initiale, 39°, température terminale, 37,1.

Somnolence et calme extrême pendant toute la durée de l'expérience. Pas de myosis, les pupilles se rétrécissent seulement un peu. Rien d'autre à noter que de petits frissonnements à fleur de peau agitant les poils surtout vers l'extrémité inférieure de la colonne vertébrale. Polyurie extrêmement abondante ; respiration très rapide. Détaché, l'animal marche et ne semble pas avoir souffert. La dyspnée seule persiste. R. 120 à la minute. Les jours suivants l'animal se rétablit. Dans ce cas le coefficient urotoxique était remarquablement abaissé.

Une deuxième expérience (n° XCVII) faite le lendemain a donné les mêmes résultats.

Cette observation est extrêmement intéressante. Le malade présentait le tableau clinique de l'ictère grave. On devait s'attendre, en l'absence de complications rénales, à la constatation d'urines bien toxiques, c'est le contraire qui est arrivé, et deux jours de suite la toxicité de l'urine n'était guère plus élevée que celle de l'eau distillée. Il ne s'agissait cependant pas d'urines critiques comme pourrait le faire croire la quantité des vingt-quatre heures et le chiffre de l'urée, car ces chiffres ont été beaucoup plus élevés les jours suivants, et, d'autre part, Roger a démontré que dans l'ictère catarrhal une crise toxique accompagne la crise urinaire.

Il y avait donc dans ce cas rétention toxique dans l'organisme, de là la gravité du tableau symptomatique. Aussi au moment de la convalescence, la décharge toxique se produisit-elle très forte comme en témoigne l'expérience suivante.

3ᵉ *expérience* (n° XCIX), 15 décembre. — Le malade pèse aujourd'hui 61 kilog. 500. Il a émis 3 litres d'urine claire très légèrement acide.

Un lapin de 2 300 grammes meurt au 160ᵉ centimètre cube ayant reçu 69 cc. 56 par kilog.

Température de l'injection, 13,5.

Température initiale, 39,6, température terminale, 37,5. Coefficient urotoxique, 0,701.

Somnolence et coma. Pas de myosis. Mort en opisthotonos dans une convulsion terminale. Le cœur continue à battre quatre minutes après l'arrêt de la respiration.

IX

CANCER DU FOIE

Obs. XVIII. — *Cancer nodulaire du foie.*

Homme de 46 ans, ciseleur, entré le 4 novembre 1891, salle Magendie 24, service de M. Hanot.

Pas de renseignements intéressants sur ses antécédents héréditaires.

Antécédents personnels : Adénite scrofulo-tuberculeuse du cou à 12 ans. Ni rougeole, ni scarlatine, ni fièvre typhoïde, ni impaludisme, ni syphilis.

La maladie aurait débuté en mai 1891 par une sorte d'indigestion sans cause connue. Deux ou trois jours après, ictère progressif, puis douleur sourde spontanée dans l'hypochondre droit devenu sensible à la pression.

Les selles commencèrent à se décolorer vers cette époque.

Pas d'urticaire ni d'éruption cutanée, mais légère démangeaison accompagnée d'une desquamation furfuracée de la peau, parfois écoulement de quelques gouttes de sang par le nez.

Le malade prend un purgatif et est mis au régime lacté par son médecin.

M. Hanot le voit sept semaines après le début de son affection ; salol et sel de Carlsbad. Il le revoit de nouveau au bout de quatre mois. L'état général avait beaucoup changé. Bien que le malade eût conservé l'appétit il avait maigri beaucoup. Le foie avait pris des proportions considérables et descendait jusqu'à l'ombilic. En outre, on sentait dans le flanc droit, immédiatement au-dessous du bord antérieur du foie, une tumeur globuleuse, rénitente, fuyant sous la main et semblant un appendice du foie.

Dans l'hypothèse possible d'un kyste hydatique, M. Hanot conseille au malade la laparotomie qui est pratiquée à Saint-Antoine, salle Dupuytren, le 23 octobre. On trouve un cancer nodulaire du foie. Après la cicatrisation de la plaie abdominale d'ailleurs facile et rapide, le malade passe dans le service de M. Hanot le 4 novembre 1891. Il se déclarait beaucoup mieux. Il convient d'ajouter que le foie avait un peu diminué de volume et n'atteignait plus l'ombilic. Les jours suivants le malade se cachectise ; de l'œdème de la moitié inférieure du corps et un peu d'ascite apparaissent. Le malade succombe dans le coma au milieu des symptômes de l'insuffisance hépatique le 24 novembre 1891.

Nous avons déterminé la toxicité de ses urines le 17 novembre. Ce jour-là son état général n'était pas trop mauvais et la fin ne semblait pas si proche.

La recherche de la glycosurie alimentaire n'a pas été faite.

L'urée dosée 14 fois a toujours varié entre 7 et 12 grammes dans les vingt-quatre heures, et la quantité d'urine oscillait autour d'un litre. Ces urines ne contenaient à l'entrée ni sucre ni albmine, mais des pigments biliaires en abondance surtout de la biliverdine.

Expérience (n° XCVIII), 17 novembre. Le malade a émis un litre d'urine rouge brun, légèrement alcaline. D. 1.014.

Injectée à 20° à un lapin de 1.600 grammes, elle le tue au 36ᵉ cent. cube, soit 22 cc. 50 par kilog.

Température initiale 39,5. Température terminale 38,8. Coefficient urotoxique 0.740.

Urine très convulsivante. Myosis rapide. Pas d'émission d'urines ni de matière. Convulsion tétanique bien marquée à 30 cent. cubes, suivie de quelques secousses. Mort par arrêt de la respiration dans une convulsion. Les contractions totales du cœur persistent six minutes après l'arrêt de la respiration.

Obs. XIX. — *Cancer massif du foie*

M. Gilbert a bien voulu nous remettre des urines provenant d'un malade atteint de cancer massif du foie.

Malgré l'antisepsie intestinale et le régime lacté, la toxicité urinaire était augmentée dans ce fait qui sera publié ultérieurement.

X

Nous n'avons pas eu le bonheur de rencontrer toutes les variétés d'affections hépatiques aujourd'hui classées; mais nous nous sommes adressés aux plus communes d'entre elles, et de ce chef nos recherches n'ont pas seulement un intérêt théorique, mais aussi et surtout une sanction pratique; nous espérons le démontrer par les conclusions diagnostiques, pronostiques et thérapeutiques qu'il nous semble légitime d'en déduire.

Au point de vue de la toxicité urinaire on peut diviser les maladies du foie que nous avons étudiées en plusieurs groupes :

1er groupe. — La toxicité urinaire est augmentée dans la cirrhose alcoolique atrophique, la tuberculose du foie (forme subaiguë de Hanot et Gilbert) (1), le cancer du foie, certaines formes d'ictère chronique (obs XIV), quelquefois dans la cirrhose hypertrophique biliaire de Hanot.

2e groupe. — La toxicité urinaire est au contraire normale ou diminuée dans la cirrhose alcoolique hypertrophique, le foie cardiaque (obs IX), certaines périodes de la cirrhose hypertrophique biliaire de Hanot.

3e groupe. — Dans les ictères infectieux à forme catarrhale ou à forme grave (2) la toxicité urinaire, normale ou diminuée pendant la période d'état, subit une augmentation notable au moment de la crise.

Il semble, au premier abord, exister bien peu de points de contact entre les différentes affections hépatiques rangées dans chacun de ces groupes d'apparence si disparate ; cependant

---

(1) Hanot et Gilbert — Sur les formes de la tuberculose hépatique. *Arch. de médecine.* 1889.

(2) Nous entendons parler ici des ictères aggravés de M. le Professeur Bouchard et non de l'ictère grave essentiel.

c'est l'étude des rapports de ces multiples états pathologiques entre eux, qui seule peut mettre sur la voie des lois qui régissent les variations de la toxicité urinaire dans les maladies ou lésions du foie.

Influence de l'ictère. — La première question à se poser est celle de l'influence de l'ictère. La toxicité urinaire est-elle en rapport avec la présence de la bile dans l'urine, et les maladies à jaunisse sont-elles de ce fait des maladies à hypertoxicité ? La réponse est aisée. Il y a des urines ictériques très toxiques et d'autres qui le sont peu. Il suffit pour s'en convaincre de se reporter indifféremment à l'un des groupes que nous avons établis plus haut ; on y voit côte à côte des urines ictériques et d'autres qui ne le sont pas. Le fait n'est pas nouveau. Il a été vu déjà par Roger, mais il peut sembler étrange au premier abord si l'on se rappelle les expériences de M. le professeur Bouchard sur la toxicité de la bile.

En réalité les urines qui contiennent une grande quantité de bile ont une toxicité exagérée de ce fait, et déterminent chez l'animal des réactions caractérictiques de l'action de la bilirubine et des sels ou acides biliaires, telles que le ralentissement considérable de la respiration et du pouls. Nous avons noté dans une observation (obs. XIV) une fois douze respirations à la minute et une autre fois quatre seulement.

Avec les urines moins franchement ictériques, les résultats sont variables suivant les cas. De nouvelles recherches sont nécessaires pour établir la pathogénie de ces variations de la toxicité dans l'ictère. Mais nous savons déjà que l'état du rein a une grande importance en l'espèce. M. Bouchard a démontré avec quelle facilité le rein s'altère dans l'ictère. Si le épithéliums rénaux sont malades, s'il y a de l'albumine dans l'urine, la dialyse de certains produits toxiques devient moins facile, la toxicité de l'urine est donc diminuée.

De même un malade au régime lacté ou à l'antisepsie intestinale aura, malgré sa jaunisse, des urines moins toxiques.

L'ingestion d'une grande quantité de sucre (obs XVI, 1^e

et 4ᵉ expérience nº XX et XXVII) produira un effet inverse, de même qu'un régime mal choisi.

Enfin dans une même maladie, comme la cirrhose hyper-trophique biliaire ou l'ictère catarrhal, il peut y avoir à cer tains jours de véritables décharges toxiques, sans variations parallèles dans la coloration des téguments ou de l'urine.

De tous ces faits, l'on peut conclure que, d'une façon géné-rale, la toxicité urinaire dans les maladies du foie n'est pas régie par l'ictère.

Influence de l'état de la circulation intra-hépatique. — L'état de la circulation intra-hépatique n'a pas non plus grande im-portance, et ce n'est pas l'existence de l'ascite ou d'une circu-lation collatérale abondante qui pourra nous faire prévoir l'existence d'urines très toxiques dans un cas donné, puisque avec une gêne de la circulation porte identique, nous pouvons avoir, ou bien des urines hypertoxiques (cirrhose alcooli-que atrophique), ou bien des urines notablement hypotoxiques (cirrhose alcoolique hypertrophique). — La gêne de la circu-lation sushépatique n'entraîne pas non plus l'abolition des fonctions protectrices du foie vis-à-vis des poisons, puisque dans un cas de foie cardiaque, nous avons vu en même temps des urines très peu toxiques et une congestion considérable de l'organe.

Etat de la cellule hépatique. — C'est donc ailleurs qu'il faut chercher l'explication des nombreuses modifications du pou-voir toxique des urines dans les maladies du foie ; c'est sur-tout l'état de la cellule hépatique qui importe, le fait était à prévoir, nous espérons le démontrer.

Nous avons de nombreux signes cliniques pour nous ren-seigner sur le fonctionnement de la cellule hépatique. L'uro-bilinurie, l'ictère, l'acholie nous indiquent les divers degrés de perturbation de la fonction biligénique ; la diminution de l'urée, la peptonurie (Bouchard), la glycosurie nous révèlent d'autres troubles fonctionnels plus importants encore. Nous savons enfin quel est le rôle protecteur du foie vis-à-vis des

poisons. Les expériences de Heger, Schiff, Lautenbach, Jac-
ques, Roger l'ont suffisamment établi, la recherche de la
toxicité urinaire permet le plus souvent de mesurer son
efficacité. Les remarquables expériences de Roger ont particulièrement mis en relief les rapports qui existent entre l'action
du foie sur la glycose et son action sur les poisons. « Ces modifications (que le foie fait subir aux poisons), dit-il, au moins
pour les alcaloïdes et l'ammoniaque, ne se produisent que
lorsque le foie contient du glycogène. Il y a là une sorte de
loi, ou tout au moins une corrélation, qui se poursuit constamment, et qui permet d'affirmer qu'un foie qui ne contient
plus ou ne contient pas encore de glycogène, n'agit pas sur les
poisons que normalement il doit retenir et transformer ; mais
vient-on à rendre au foie cette substance, on verra son action
se manifester de nouveau. La corrélation qui existe entre ces
deux fonctions, nous apparaît encore dans les expériences où
nous avons vu que l'excitation de la fonction glycogénique
avait pour effet d'augmenter l'action du foie sur les alcaloïdes.

« Ces résultats peuvent être rapprochés de ceux qu'a obtenus M. Tanret... (en chauffant de l'ammoniaque ou les alcaloïdes en vase clos avec de la glycose)......

« L'augmentation de la toxicité urinaire dans les cas d'insuffisance hépatique caractérisée par la glycosurie alimentaire, est la vérification clinique de la loi déduite de l'expéri-
mentation....... »

Chez quinze malades nous avons essayé l'action du foie sur
la glycose en leur faisant prendre le matin à jeun 200 grammes
de sirop de sucre, et en recherchant ensuite la glycose dans les
urines excrétées. Dix fois la liqueur cupropotassique n'a pas été
réduite. Le foie avait suffi à cet excès de besogne ; cinq fois
au contraire le sucre a été retrouvé dans l'urine ; dans les cinq
cas l'urine était hypertoxique (obs. II, III, IV, XI, XIV).
Ainsi donc lorsque dans une maladie du foie l'on constate
l'existence de la glycosurie alimentaire, l'on peut être sûr que

la toxicité urinaire est augmentée. Nous ne pouvons que confirmer à ce sujet les vues de Roger.

Parmi les dix faits où on n'a pas retrouvé le sucre dans les urines, se rencontrent plusieurs cas d'hypertoxicité. Cela n'a rien de surprenant, et nous apprend que si la détermination du pouvoir urotoxique peut être laissée de coté en clinique lorsqu'il y a glycosurie alimentaire, elle s'impose au contraire dans les autres cas. D'une part le foie peut être insuffisant et le sucre ne pas se retrouver dans les urines, bien qu'il ait passé dans le sang, si ce dernier le cède à son tour aux tissus, comme dans la fièvre par exemple, et dans ces circonstances la toxicité urinaire sera augmentée sans qu'il y ait glycosurie ; d'autre part, le rôle d'arrêt du foie ne s'exerce pas sur tous les poisons : la potasse en particulier, dont le rôle toxique est si considérable, est peu ou pas influencée par la cellule hépatique, et certains malades gros mangeurs en ingèrent une quantité considérable tous les jours. C'était en particulier le cas de notre malade nº VIII, atteint de cirrhose hypertrophique biliaire, qui avait un appétit exagéré, des urines contenant beaucoup de poison, mais pas de glycose lors de la détermination. Du reste les faits eux-mêmes dans lesquels il n'y a pas glycosurie mettent bien en évidence la corrélation qui existe entre l'action de la cellule hépatique sur les poisons et son action sur la glycose. Nous avons déjà fait remarquer (v. obs. XVI) que l'ingestion de 200 gr. de sirop de sucre est suivie, chez les malades dont le foie fonctionne mal, d'augmentation considérable de la toxicité urinaire, même lorsqu'il n'y a pas glycosurie, il en résulte cette conséquence pratique : qu'il ne faut pas chez ces sujets répéter inutilement l'expérience.

En somme, l'étude des perturbations fonctionnelles du foie démontre que dans les cas où la cellule hépatique s'acquitte mal de ses attributions, dans les cas surtout où elle est devenue incapable de fixer le sucre, elle est aussi incapable d'arrêter au passage les divers poisons qui arrivent au contact avec elle.

L'anatomie pathologique confirme pleinement les résultats de l'analyse clinique; c'est dans les affections où la cellule hépatique est le plus lésée, que l'hypertoxicité urinaire est plus considérable. Rien de plus saisissant au point de vue de la démonstration de ce fait que le parallèle des deux cirrhoses alcooliques, l'atrophique et l'hypertrophique.

MM. Hanot et Gilbert ont démontré qu'au point de vue anatomique il n'y a qu'une seule différence entres ces deux formes, l'état de l'élément parenchymateux. On sait que dans la cirrhose vulgaire les cellules enserrées et étouffées par le tissu de sclérose finissent par disparaître en un grand nombre de points ; dans la forme hypertrophique au contraire, les travées hépatiques s'hypertrophient par places, et peuvent perdre leur disposition radiée pour se tasser en anneaux concentriques comme dans l'hépatite nodulaire. Voici du reste l'examen histologique d'un cas de ce genre (Hanot et Gilbert. obs. I.)

« Le parenchyme hépatique, segmenté par des anneaux de tissu conjonctif, est décomposé en îlots de dimensions inégales. Parmi ces îlots, il en est un grand nombre dont le diamètre est supérieur à celui d'un lobule hépatique normal. D'ailleurs les îlots parenchymateux n'offrent pas la structure du tissu hépatique normal. Alors même que leur étendue équivaut à celle de plusieurs lobules hépatiques normaux, ils ne pas décomposables en lobules formés de trabécules radiées autour d'une veine centrale, et limités par des espaces. Ils sont constitués par des trabécules hypertrophiées qui, en quelques points, tendent à prendre l'orientation concentrique que l'on observe dans l'hépatite nodulaire. Les éléments cellulaires qui composent ces trabécules sont vivaces, et ne renferment pas de vésicules adipeuses. »

Dans le premier groupe nous trouvons à côté de la cirrhose atrophique alcoolique, le cancer du foie, l'hépatite parenchy-

mateuse diffuse tuberculeuse, dans lesquelles la lésion cellulaire est évidente.

Dans les autres faits (ictère chronique consécutif à la lithiase biliaire, ictère catarrhal, et cas mal déssiné sur lequel
nous avons mis l'étiquette de foie paludéen) l'état des cellules
hépatiques n'a pas été vérifié directement, mais leur fonction
était très troublée, l'examen clinique, l'épreuve du sucre
entre autres, l'a bien montré.

Dans notre second groupe au contraire se rangent à côté de
la cirrhose alcoolique hypertrophique des faits dans lesquels
la lésion des cellules hépatiques est peu marquée. Nous n'y
insistons pas davantage, préférant nous arrrêter un instant à
la cirrhose hypertrophique biliaire de Hanot.

On sait que dans cette maladie le parenchyme hépatique
est intact dans la très gande majorité des lobules, et que
même il n'est pas rare d'y rencontrer des cellules hypertrophiées. La toxicité urinaire devrait donc être diminuée chez
les malades de cet ordre. De fait nous l'avons trouvée diminuée dans deux observations (obs VI et VII) mais, par contre,
elle était exagérée dans deux autres faits (obs VIII et malade
de Gilbert étudiée par Roger) au moins à certains jours.
C'est que ces cellules d'apparence hypertrophique ne sont pas
toujours normales au point de vue physiologique, le fait est
bien démontré par la glycosurie alimentaire, l'urobilinurie,
les phénomènes d'ictère grave auxquels succombent presque
tous ces malades. En outre, lorsque ces sujets sont polyphagi-
ques, on s'explique très bien que leurs cellules hépatiques
soient insuffisantes à arrêter un excès de poisons d'origine
alimentaire ou intestinale, et ainsi les phénomènes observés
chez eux rentrent bien dans la règle. *C'est l'état de la cellule
hépatique qui dans les maladies du foie régit les variations de la
toxicité urinaire.*

Dans la majorité des cas de lésions hépatiques, le *diagnostic*
est possible à l'aide de signes divers que la recherche de la
toxicité urinaire ne peut que confirmer. Dans certaines cir-

constances particulières cependant, cette recherche peut acquérir une réelle valeur diagnostique.

En dehors de l'évolution de la maladie, dont on ne peut juger lorsqu'on se trouve en face d'un malade pour la première fois, l'examen seul du foie peut permettre de dire si une cirrhose alcoolique déterminée est accompagnée d'atrophie ou d'hypertrophie de la glande. Or, on sait combien difficile est souvent la délimitation exacte du foie, lorsqu'il existe une ascite ou du météorisme concomitant, comme cela est ordinaire dans le cas de cirrhose. Souvent il faut attendre qu'une ponction vide l'abdomen et en permette l'exploration. Dans un cas de ce genre la détermination de la toxicité urinaire rendra de réels services, et décidera de la nature hypertrophique ou atrophique, de la lésion.

En présence d'un ictère infectieux présentant des phénomènes graves, des symptômes typhiques, du délire, des éruptions cutanées, des hémorrhagies, par exemple, on peut se trouver également embarassé sur le diagnostic à poser et inquiet de l'avenir du malade. Dans ce cas l'examen du pouvoir toxique des urines lévera les doutes ; si le cas doit avoir une issue fatale, la toxicité d'abord très augmentée ira s'abaissant à mesure que l'état général empirera par suite de l'insuffisance de plus en plus complète du rein (voir à ce sujet la leçon de M. le professeur Bouchard sur l'ictère grave et les ictères aggravés); si au contraire l'issue doit être favorable, on verra les urines peu toxiques pendant la durée de l'affection le devenir tout à coup à un degré extrême, au moment de la convalescence une véritable décharge urotoxique se produisant alors. C'était le cas de ce malade si remarquable que nous avons pu suivre dans le service de M. le professeur Peter et qui a fait l'objet d'une clinique de ce maître.

La *valeur pronostique* de la détermination du pouvoir toxique des urines dans les affections hépatiques est considérable. Cependant pour s'en faire une idée juste, il convient d'avoir égard aux circonstancés particulières dans lesquelles on observe. Ainsi, d'une façon générale les affections à hypertoxicité urinaire sont d'un pronostic sévère; mais il importe de se rappeler que, dans ces affections mêmes les plus graves, il peut arriver un moment où la toxicité urinaire diminue, l'état général du malade allant pourtant s'aggravant, et témoignant d'une intoxication progressive. C'est que dans ces cas, le rein est devenu imperméable, l'urine par conséquent moins toxique, mais le milieu intérieur plus adultéré.

M. le professeur Bouchard a, dans ses leçons, attiré l'attention d'une façon spéciale sur l'importance d'un bon fonctionnement du rein dans l'ictère. On peut dire dans ce cas, que si la maladie est au foie, le danger est au rein qui ne tarde pas à être altéré soit par l'action des agents toxiques ou infectieux qui lèsent le foie, soit sous l'influence de l'ictère lui même.

Ainsi donc pour estimer à sa juste valeur la signification pronostique de la toxicité urinaire, il faut avant tout s'assurer de l'état du rein.

En second lieu, si on trouve des urines hypertoxiques, il faut prendre garde si elles le sont d'une façon passagère ou durable. Certaines affections à marche rapide, l'ictère catarrhal, par exemple, s'accompagnent de décharges toxiques qui comportent l'idée d'une crise heureuse et non pas d'une aggravation, (Voyez en particulier obs. 12 de la thèse de Roger). Il s'agit là d'un phénomène analogue à celui observé par Roger et Gaume à la fin de la pneumonie. Certaines circonstances spéciales, comme l'absorption rapide d'une grande quantité de sucre (obs. XVI) peuvent aussi augmenter subitement la quantité du poison urinaire.

En dehors de ces cas particuliers l'augmentation permanente de la toxicité urinaire assombrit le pronostic.

Nous trouvons également à relever dans les faits observés par nous quelques considérations thérapeutiques qui ne sont pas sans intérêt. Charrin et Roger ont montré qu'à l'état normal le régime lacté diminue la toxicité urinaire. Son action est la même dans les cas de lésions du foie. Comme exemple particulièrement démonstratif, citons l'observation X où nous voyons une urine moins toxique que l'eau distillée (l'animal supporte sans mourir 133 cent. cubes par kilog., alors que, d'après M. Bouchard, l'eau tue à la dose de 122 cent. cubes par kilog.) devenir, huit jours après l'abandon du régime lacté, chargée de poisons au point que le coefficient urotoxique déterminé trois jours de suite est successivement 0.630, 0.627, 0.647, c'est-à-dire près d'une fois et demie la normale. Ce nouveau moyen d'investigation confirme donc pleinement la réalité admise par tous de l'action bienfaisante du lait dans les maladies du foie. Si le lait n'est pas toléré, il faut alors imposer aux malades une diététique spéciale basée sur les principes établis par M. Bouchard, proscrire le bouillon, etc. Je n'ai pas à insister sur ce point.

L'action de l'antisepsie intestinale n'est pas moins remarquable. Dans un fait (obs. XI) nous avons établi rigoureusement le coefficient urotoxique chez un malade trois jours de suite. Il s'agissait de cet homme atteint de tuberculose hépatique que nous avons pu suivre dans le service de M. Gilbert. Le malade ne prenait aucun médicament. Il était au régime habituel de l'hôpital. Le coefficient urotoxique moyen de ces trois expériences fut, 0.839.

Pendant sept jours pleins, sans rien changer au régime alimentaire, on fait l'antisepsie intestinale avec 3 grammes de benzoate de naphtol par jour. Le cœfficient urotoxique est alors déterminé de nouveau : deux jours de suite, on trouve successivement 0.528 et 0.605, soit en moyenne 0.566.

Ces chiffres comparatifs parlent d'eux-mêmes.

La conclusion pratique qui découle de ces faits est la suivante : dans les lésions du foie le régime lacté et l'antisepsie intestinale ne perdent pas leur valeur au point de vue de l'abaissement de la toxicité urinaire, et leur emploi s'impose, tant pour alléger le travail d'arrêt de la glande sur les poisons d'origine intestinale, que pour diminuer les phénomènes d'intoxication générale qui sont la résultante forcée de son mauvais fonctionnement. Ce traitement rationnel agit à la fois sur l'organisme entier, et sur la glande elle-même ; en outre, il a l'avantage d'assurer un bon fonctionnement du rein qui est, dans ce cas, la sauvegarde de l'organisme, il ne faut jamais l'oublier.

CONCLUSIONS

1° La toxicité urinaire est augmentée dans la cirrhose alcoolique atrophique, la tuberculose du foie (forme subaiguë de Hanot et Gilbert), le cancer du foie, certaines formes d'ictère chronique, quelquefois dans la cirrhose hypertrophique biliaire de Hanot ;

2° La toxicité urinaire est normale ou dimiuuée dans la cirrhose alcoolique hypertrophique, le foie cardiaque, certaines périodes de la cirrhose hypertrophique biliaire de Hanot ;

3° Dans les ictères infectieux à forme catarrhale ou à forme grave, la toxicité urinaire normale ou diminuée pendant la période d'état subit une augmentation notable au moment de la crise ;

4° La toxicité urinaire est normale ou augmentée suivant que la cellule hépatique est normale ou altérée, soit dans sa structure, soit dans sa fonction, (abstraction faite de toute lésion rénale susceptible de retenir dans le saug des produits toxiques abandonnés par le foie) ;

5° La toxicité urinaire doit toujours être déterminée dans les maladie du foie; la recherche de la glycosurie alimentaire elle-même ne peut remplacer cette détermination ;

6° Le pronostic est plus grave toutes les fois que la toxicité urinaire est augmentée, non d'une façon passagère, critique, mais d'une façon permanente ;

7° Dans les cas où la toxicité urinaire est augmentée, le régime lacté et l'antisepsie intestinale s'imposent rigoureusement.

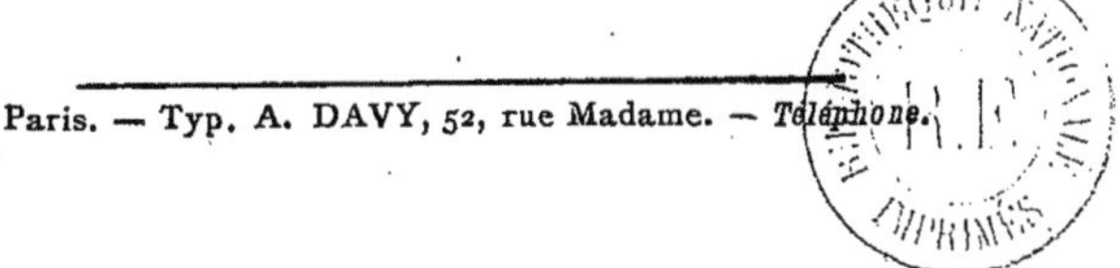

Paris. — Typ. A. DAVY, 52, rue Madame. — Téléphone.

www.ingramcontent.com/pod-product-compliance
Ingram Content Group UK Ltd.
Pitfield, Milton Keynes, MK11 3LW, UK
UKHW020028100726
13658UKWH00003B/1173